LE

REMÈDE-PRADIER,

ou

LA MÉDECINE DU BON SENS.

LE
REMÈDE-PRADIER,

OU

LA MÉDECINE DU BON SENS;

Par Guillaume PRADIER,

OFFICIER DE CAVALERIE,

AUTEUR DU REMÈDE CONTRE LA GOUTTE.

La verdad, come olio, siempre anda en so.

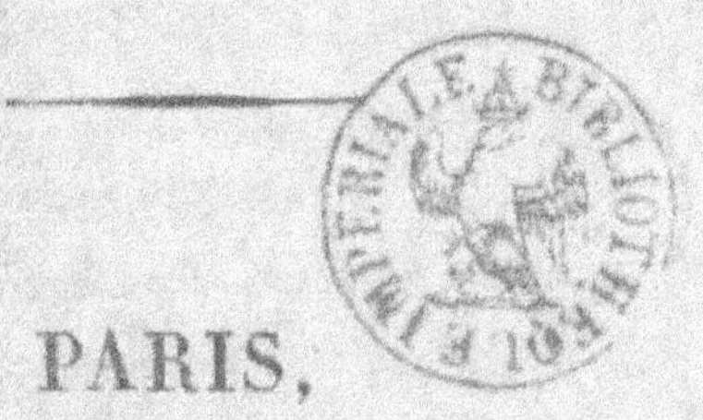

PARIS,

LE NORMANT, IMPRIMEUR-LIBRAIRE,

RUE DE SEINE, N°. 8, PRÈS LE PONT DES ARTS.

1811.

PRÉFACE.

GRACE à certains individus dont les succès de ma découverte ont blessé l'amour-propre ou irrité la jalousie, je passe, dans le public, pour une espèce de *charlatan.*

Je ne sais point au juste ce que c'est qu'un charlatan, mais il me semble qu'on baptise ainsi ces malheureux qui abusent de l'ignorance vulgaire en faisant eux-mêmes l'apologie, aussi fausse que ridicule, d'une drogue quelconque, qui a toujours fait des miracles avant d'être vendue, et qui fait ordinairement beaucoup de mal à ceux qui l'achètent.

Je crois qu'on désigne encore sous

le nom de charlatan, tout homme qui trompe le public dans quelque genre que ce soit; et l'on dit même que ce nom s'étend jusqu'aux mauvais médecins.

Il y a donc en effet bien des charlatans dans ce monde; et les plus à craindre sans doute, sont ceux dont on doit le moins se méfier.

Mais à qui, et comment ai-je paru digne d'un pareil titre? A qui? Je l'ignore........, ou je veux l'ignorer.

Comment? je l'ignore aussi; mais il est bon d'examiner si j'ai effectivement mérité cette épithète; et une préface se prête merveilleusement à cela.

> Oh! qu'une préface est commode
> Pour se louer un tant soit peu!
> Continuons mon épisode,
> Et la satire aura beau jeu.
>
> GUYETAN.

Militaire estimé par mes chefs,

aimé par mes camarades, j'eus le malheur d'être atteint de la goutte. Les gens de l'art appelés à mon secours firent d'inutiles efforts pour me soulager; ils m'abandonnèrent........; et j'eus le bonheur de me guérir moi-même.

Cette cure inespérée fixe mon attention sur le remède auquel je dois la santé; j'en fais une seconde épreuve sur un de mes amis, et j'obtiens le même succès; je multiplie ces épreuves, et partout le succès les couronne.

Je crois avoir trouvé le spécifique de la goutte; et, jaloux de répandre les bienfaits de ma découverte, je viens à Paris. Les goutteux ne manquoient pas dans cette capitale : en moins d'un an j'en eus guéri un assez grand nombre, pour que mon remède obtint quelque renommée.

Ce fut alors, pour la première fois, que j'appris indirectement qu'on tenoit des propos sur mon compte; et que mon remède, ou plutôt ses succès, m'avoient acquis le nom de charlatan.

Oh ! si comme moi tous les charlatans eussent fait sur eux-mêmes l'épreuve de tous les remèdes qu'ils débitent, quel service ils auroient rendu à l'espèce humaine !

Bientôt après, et sur les plaintes de l'Ecole de Médecine, M. le préfet de police me fit défendre de continuer à voir des goutteux........

Que faire en pareil cas ? Obéir, et se taire.

J'obéis : mais mon silence eût contrarié bien des gens; et je me trouvai dans l'alternative de confier mon secret à l'Ecole de Médecine, ou d'en priver l'humanité. Je croyois cependant que ma découverte étoit ma propriété, et que les lois m'en garantissoient la jouissance...... Mais je n'étois pas docteur, et quiconque n'est pas docteur inventeroit vainement les moyens de dompter la rage, la folie, l'épilepsie, la phthysie pulmonaire, et tant d'autres maux qui sont encore des écueils pour l'art de guérir. Toutes ces découvertes resteroient entre ses mains, sans qu'il pût en répandre les bienfaits, à moins cependant qu'il n'en fît la confidence à l'Ecole de Médecine.

Est-ce un mal, est-ce un bien ? décide qui voudra. Quant à moi, je fis part de mon secret, et je ne crois pas que j'aie à m'en repentir.

Jusque-là je ne devine pas pourquoi l'on m'a gratifié du titre de charlatan.

Depuis lors, une commission spéciale, composée des plus célèbres médecins de Paris, fut chargée de faire au Gouvernement un rapport sur la propriété de mon remède. Ce rapport n'a été imprimé qu'à un très-petit nombre d'exemplaires ; mais l'analyse en fut publiée par la voie des Journaux, et ceux qui ne connoissoient pas particulièrement les effets de mon remède, ont au moins dû voir qu'il n'étoit pas celui d'un charlatan.

Toutefois ce rapport ne m'a point paru ce qu'il devoit être, et j'ai senti le besoin d'y répondre. Voilà le premier motif qui m'a déterminé à écrire ; et j'ai profité de l'occasion pour prouver au public que je suis beaucoup moins charlatan que bien d'autres.

Je laisse à mes lecteurs le soin de juger si j'ai rempli cette tâche. Quant aux individus qui m'ont mis dans le cas de me justifier, j'aurai peut-être un jour des remercîmens à leur faire ; mais, en attendant je les prie de réfléchir sur ce vieux proverbe espagnol :

El que tiene teiados de vidro, non tire piedras al de su vezino.

Ma justification m'a coûté peu de chose ; mais l'estime que j'ai pour les savans médecins qui ont fait le rapport auquel j'ai cru devoir répondre, a rendu ma tâche non pas plus difficile, mais beaucoup plus pénible. Au reste, je devois plaider ma cause ; et si j'ai eu quelques torts à relever, je les attribue moins à messieurs les rapporteurs, qu'à plusieurs circonstances qui ont pu y donner lieu.

Mon intérêt à part, il importoit, je crois, à l'humanité même, que les faits qui prouvent la propriété de mon remède, fussent exposés dans tout leur jour, et c'est ce que j'ai fait. Après avoir guéri tant de goutteux dans toutes les classes de la société, et au nombre desquels je compte une douzaine de médecins, il m'est bien permis de ne plus douter de l'utilité de ma découverte, et de publier les preuves de ma conviction. Je sais bien qu'en dépit de tous les faits possibles, je ne serai pas cru de tout le monde ; mais je dirai comme Benoît XIV :

Si Dieu souffre les incrédules, nous devons les supporter.

Mes preuves n'en seront pas moins claires et irrévocables, et il n'en ré-

sultera pas moins que mon remède
est le spécifique de la goutte.

C'est, en vérité, bien dommage
qu'au lieu d'un moine, ce ne soit
pas un médecin qui ait inventé la
poudre à canon : j'acquitterois l'art
militaire de ce qu'il devroit à l'art
de guérir, et peut-être ma découverte auroit fait beaucoup moins de
jaloux. Mais, par une fatalité singu-
lière, toutes les recherches des médecins n'ont eu pour résultat que de
savantes hypothèses, beaucoup de
drogues dont les effets sont à peu
près incertains, et quelques notions
anatomiques plus exactes que celles
du vieillard de Cos, qui, malgré
tout, n'en est pas moins encore le
père et le prince de la médecine ;
ensorte que tant de recherches, de
veilles et d'efforts n'ont guère d'au-

tre mérite que celui de l'intention.

En vain me citera-t-on l'émétique, le mercure, le quinquina, l'alkali-volatil, l'opium, l'inoculation, la vaccine même, etc. etc. Tout le monde sait que le hasard est à peu près l'unique père de ces découvertes, et tout le monde ne convient pas de leur utilité.

Mais, me dira-t-on, et votre découverte, M. l'officier de cavalerie, à qui la devez-vous ? Est-ce à la science ? est-ce à des recherches combinées sur le principe de la goutte, et les moyens de la combattre ? est-ce à vos connoissances en anatomie, en physiologie, en botanique, en hygiène, en thérapeutique.... —Oh! de grâce, Messieurs! ce n'est à rien de tout cela.... et cependant ce n'est point au hasard.... — A qui donc la

devez-vous? A un Arabe, à un In-
dien, à un Turc, à un Chinois.... —
Point du tout, Messieurs ; je la dois
à la goutte elle-même, ou plutôt à
l'impuissance de votre art : impuissance qui m'a mis dans la nécessité
d'en appeler à mon instinct naturel,
à mon simple sens commun, à cette
faculté souvent moins sujette à l'erreur, que tout ce qu'on nomme esprit, savoir, érudition, etc. etc.

D'ailleurs, Messieurs, si vous daignez lire ce petit ouvrage, vous y
verrez l'histoire de ma découverte,
tracée avec autant de franchise que
de simplicité ; vous y trouverez, dans
le jour le plus vrai, les faits authentiques qui en prouvent l'utilité ; vous
y verrez comment je me suis insensiblement instruit dans les connoissances qui constituent la médecine

du bon sens ; et vous serez peut-être
moins étonnés qu'un officier de cavalerie se soit avisé d'écrire sur un
sujet aussi étranger à l'art militaire.

Si l'un de vous trouve mon style
indigne d'un pareil sujet : s'il m'accuse de n'avoir pas toujours conservé
le ton grave, ou de n'avoir pas pris
le ton dogmatique, je le prie d'observer que je ne suis pas docteur, et
qu'au reste, comme dit Montaigne :
Personne n'est exempt de dire des fadaises.

J'ai lu, je ne sais où, qu'une longue préface est une grande sottise :
ainsi donc je vais terminer celle ci,
non pour échapper au reproche,
mais pour ne pas l'aggraver. Je suis
bien sûr que, telle qu'elle est, bien
des gens la trouveront trop longue,
et par conséquent très-sotte. Mais je
n'ai pas la prétention de croire qu'elle

paroîtra trop courte à quelques-uns
de mes lecteurs. Si cependant l'un
d'eux la juge telle, je suis bien aise
de lui expliquer pourquoi je n'ai pas,
comme tant d'autres, dédié mon ouvrage à quelque prince, à quelque
potentat. Entraîné par l'exemple,
j'en ai d'abord eu l'envie : mais auquel ? A Napoléon-le-Grand ? Ce
fut ma première idée : elle est si naturelle ! Toutefois le desir ne suffisoit
point, et il ne m'a pas été possible
d'y suppléer. Cependant, avec quel
plaisir je lui aurois offert ce léger tri-
but de mon amour et de ma reconnoissance ! Qu'il m'eût été doux de
placer cet ouvrage sous sa puissante
protection ! Je me disois en moi-
même : *il le lira peut-être .... et
alors ......* Mais il a fallu renoncer
à cette faveur qui eût été la plus

douce et la plus noble de mes ré-
compenses.

J'eus ensuite l'idée de dédier mon
ouvrage à l'humanité, puis à la médecine du bon-sens, puis à l'Ecole
de Médecine, puis à tous les goutteux, présens, passés ou à venir;
puis enfin, dans l'embarras du choix,
je ne l'ai dédié à personne : et, mon
premier but étant manqué, c'étoit
peut-être le parti le plus sage.

LE REMÈDE-PRADIER,

OU

LA MÉDECINE DU BON SENS.

————

Après avoir eu le bonheur de découvrir un spécifique contre la goutte, je me fais un plaisir d'instruire le public, non pas seulement de la manière dont j'ai fait cette précieuse découverte, mais encore des succès qui l'ont couronnée, de son influence sur les maladies aiguës, et de l'espoir séduisant d'en faire un remède utile dans une foule de circonstances où les efforts de l'art sont insuffisans.

La goutte étoit, de l'avis même des plus célèbres médecins, l'écueil de toute la puissance médicale. C'est en vain que plusieurs savans, stimulés par l'aiguillon

A

de la gloire, ou guidés par leur amour
pour l'humanité, ont consacré leurs veilles
à faire des recherches sur cette étrange
maladie : à peine ont-ils trouvé quelques
légers palliatifs, souvent même plus dangereux qu'utiles ; en sorte que les gens de
l'art, désespérés de jamais découvrir un
spécifique contre la goutte, l'ont mise au
nombre des maladies incurables.

J'ai interrogé beaucoup de médecins
sur cette étonnante affection, et tous m'ont
répondu d'une manière plus ou moins
vague : les uns la considèrent comme un
épaississement de la lymphe ; d'autres,
comme une forte acrimonie du fluide sanguin ; ceux-ci, comme une matière hétérogène entraînée par son propre poids ;
ceux - là, comme le principe calcaire
échappé des reins ou de la vésicule du foie ;
d'autres enfin la considèrent comme une
humeur essentiellement pervertie, comme
un dépôt critique, comme une congestion
profonde ; et, de toutes ces opinions, pas

une encore n'a réuni l'assentiment général.

Les gens de l'art qui, pour mieux consulter la nature sur le principe arthritique, ont ouvert le corps humain, et fouillé, d'un œil scrutateur, les parties affectées de cette cruelle maladie, n'ont pas obtenu des résultats plus heureux ; les uns ont trouvé une liqueur glutineuse, puante et jaunâtre ; les autres, des molécules concrètes et graveleuses ; ceux-ci, une espèce de plâtre ; ceux-là, une espèce de craie ; et beaucoup d'entre eux n'ont rien trouvé.

Il résulte de cette incertitude des médecins, qu'on n'a encore aucune donnée positive sur la nature et les causes de cette affreuse maladie ; et c'est peut-être à cela qu'on doit l'impuissance de l'art contre ce fléau de l'espèce humaine.

Quelque habile que l'on puisse être, il est en effet bien difficile d'inventer un remède sûr, pour combattre et triompher d'une maladie dont on ignore la source, la cause agissante, la marche et même les effets. On a beau épier la nature ; on surprend rarement ses secrets ; et, comme l'a dit un aimable auteur de nos jours : *Chaque instant on interroge la nature, et chaque siècle à peine elle répond un mot.* (*)

On prétend que l'homme est exposé à plus de trente mille maladies diverses, et cependant, depuis Hippocrate jusqu'à nos plus savans médecins, combien l'art de guérir a-t-il découvert de spécifiques, c'est-à-dire de remèdes certains? Aucun peut-être ; car on n'en reconnoît que deux, savoir : le *Mercure* et le *Quinquina* ; et, s'il en faut croire de vieux praticiens bien dignes de foi, ni l'un ni l'autre de ces remèdes ne mérite réellement le titre de spécifique. Mais cette dissertation m'entraîneroit trop loin : je dirai seulement que le siphilis et la fièvre pouvant fort bien se guérir sans le secours de ces deux subs-

____

(*) Lettres à Sophie, par M. Aimé Martin.

tances, elles doivent d'autant moins être
mises au nombre des spécifiques, que
souvent même elles ne peuvent pas triompher de ces affections.

Mon opinion à cet égard peut blesser
les idées admises, et rencontrer une foule
de contradicteurs; mais je l'étaierai de
preuves dans la suite de cet ouvrage. J'en
reviens à mon sujet.

L'art de guérir dont le but est de combattre un si grand nombre de maladies,
n'a donc trouvé, depuis quatre mille ans,
aucune arme sûre, aucun moyen infaillible. Aussi les hommes les plus sages, con-
vaincus de son impuissance, bornent cet
art au soin d'aider la nature, quand elle
est aux prises avec le mal. Ils observent
ses efforts, sa marche, ses moyens; et,
s'ils se hasardent à lui tendre des secours,
c'est pour soutenir ses forces quand elle
foiblit, ou modifier l'activité de ses ressorts quand ils le jugent convenable.

Il n'est donc pas étonnant que la goutte

ait été, jusqu'à ce jour, l'écueil de la médecine ; mais on n'en doit pas moins des
éloges aux efforts des gens de l'art qui ont
fait des recherches sur cette maladie.

On demandera maintenant si ma découverte est le fruit d'une combinaison savante, ou le résultat du hasard. Ma réponse sera franche : lorsque j'ai fait cette
heureuse découverte, je n'avois, sur l'art
de guérir, d'autres idées que celles qu'a-
voient pu me suggérer les tentatives aussi
vaines que multipliées qui furent faites sur
moi, par plusieurs médecins, dans le
temps où j'étois en proie aux douleurs
de la goutte.

J'avois, comme militaire, habité les
camps, supporté les fatigues de la guerre,
et affronté toutes les intempéries des sai-
sons. Comme militaire aussi, j'avois mené
long-temps un genre de vie, non-seulement irrégulier, non-seulement soumis à
de fréquentes privations, mais exposé aux
excès de l'intempérance : toutes causes

bien capables d'altérer la santé la plus robuste, et de faire naître les affections
goutteuses.

Naturellement doué d'une santé vigou-
reuse, je fus, en effet, atteint des premiers
symptômes de la goutte à l'âge de 19 ans,
et je ne pus les attribuer qu'aux différentes
causes que je viens de mentionner.

Je ne fatiguerai pas mes lecteurs du
récit inutile de la marche progressive de
ma maladie. Je dirai seulement qu'à chaque attaque, j'eus recours à l'art de guérir; et que, comme j'habitai successivement une multitude de lieux divers, chaque médecin que je consultai fit sur moi
l'épreuve d'un nouveau remède. L'ineffi-
cacité de tous ces remèdes, et la bonne
foi de quelques-uns des meilleurs médecins que j'avois eus, me déterminèrent à
ne plus compter sur les secours de la médecine. Mais la goutte étendant son em-
pire, et mes douleurs devenant toujours
plus aiguës, je me laissai séduire par les

promesses illusoires de quelques - uns de
ces hommes qu'on appelle charlatans; et
j'essayai divers moyens plus ou moins bi-
zarres qu'ils me proposèrent, chacun en
m'assurant d'une guérison prompte et certaine. Le fait est qu'aucun ne me guérit;
mais je dois à la vérité de déclarer que,
parmi les nombreux remèdes dont je fis
l'épreuve, plusieurs d'entre eux m'ont
procuré quelques soulagemens; et j'ai assez
de franchise pour avouer que le résultat
de mes observations sur les effets de ces
divers remèdes, est tout à l'avantage de
ces gens qui, privés la plupart d'une véritable instruction, semblent n'obéir qu'à
leur instinct naturel.

Le desir ardent de me débarrasser des
affreuses douleurs qui me déchiroient, le
besoin de recouvrer ma santé pour continuer mon service et fournir à l'existence de
ma famille, tout fixa mon attention sur
les effets variés de ces nombreux remèdes;
et je fis noter exactement chaque subs-

tance constituante de ceux qui opéroient la moindre amélioration de mon état.

Ces notes, recueillies avec soin, sont devenues la pharmacopée où j'ai puisé les principales substances avec lesquelles je suis enfin venu à bout de me guérir ; et mes propres douleurs m'ayant mis à portée d'apprécier les opinions des gens de l'art, le sentiment même de ces douleurs m'a servi de guide dans le choix et la composition du moyen auquel je dois la résurrection de ma santé première.

La goutte avoit fait sur moi des progrès rapides : elle affectoit presque toutes les articulations de mes membres ; de nombreuses nodosités couvroient les phalanges de mes doigts et de mes orteils ; mes genoux, mes coudes, mes épaules, étoient tuméfiés par des engorgemens plus ou moins douloureux ; mes rotules étoient immobiles ; mes extrémités, devenues difformes, étoient privées de tout mouvement ; et, depuis plus de quatre ans, j'étois

alité, privé des secours qu'on m'avoit inutilement prodigués.

Ma famille étoit alarmée ; et, quoique
j'eusse encore toute ma présence d'esprit,
je commençai moi-même à perdre tout
espoir. Mais l'ingénieuse nécessité, comme
dit le bon La Fontaine, ranima mes espé-
rances, et me suggéra l'idée de choisir,
dans mes notes, celles des substances dont
la combinaison pourroit produire un bon
effet sur mes douleurs.

Ma première tentative ne fut pas heureuse ; mais je ne perdis point courage, et
j'en fis une seconde. Celle-ci sembla me
promettre du succès ; je la continuai, et
je fus bientôt au comble de mes vœux : le
neuvième jour, mes membres avoient déjà
repris du mouvement ; le douzième, je
recommençai les applications, et, le vingtième jour, je me considérai comme entièrement guéri.

Toutes mes articulations étoient libres
et débarrassées, la plupart des nodosités

avoient disparu, j'avois repris de l'appétit et du sommeil, je ne souffrois plus en un mot, mais j'étois extrêmement foible, et la plante de mes pieds étoit si sensible, que je ne marchois pas sans y éprouver un sentiment pénible.

Cependant, cette foiblesse générale et cette sensibilité partielle disparurent insensiblement; et, au bout de deux mois, je me trouvai parfaitement rétabli.

Etonné d'une pareille guérison, je cherchai à me rappeler les effets successifs du remède que j'avois si heureusement employé, et ma mémoire me représenta les douleurs générales que j'avois senties à l'époque des premières applications; elle me rappela les exsudations abondantes qui avoient eu lieu partout où touchoit le remède, et surtout à la plante des pieds. Je me souvins que, de la troisième à la neuvième application, j'éprouvai des douleurs progressives si fortes, à la plante des pieds et aux talons, que je fus obligé de suspendre l'usage de ce remède. Enfin, je me retraçai tout ce qui s'étoit passé du douzième au vingtième jour, et je remarquai que les douleurs et les exsudations avoient perdu journellement, les unes de leur intensité, les autres de leur abondance, et qu'enfin toutes deux avoient entièrement cessé.

Si jamais j'ai regretté de n'avoir pas étudié la médecine, c'est surtout alors ; car il me sembloit que si j'avois eu quelque connoissance en physiologie, j'eusse facilement tiré de mes observations, des conséquences fort utiles. Mais, réduit aux simples notions que donne l'expérience et l'observation, aux idées vagues que les gens de l'art communiquent assez ordinairement à ceux qui ont l'habitude de les voir, je ne possédois que ce qu'on nomme *la Médecine du Bon Sens*, et qu'un médecin lui-même m'a assuré n'être pas la plus mauvaise.

Toutefois, guidé par l'espoir séduisant

d'avoir trouvé un remède capable de triompher de la goutte, j'osai conclure, de mes
observations, que l'action de ce remède
étoit d'attirer fortement à lui le principe
arthritique, et d'en déterminer l'extraction
par les pores transpirans, à travers lesquels
il décidoit des exsudations aussi abondantes.

Cette conséquence me parut d'autant
plus juste, qu'elle étoit parfaitement en
rapport avec ce que j'avois éprouvé pendant mon traitement; et je me crus assuré
d'avoir découvert un spécifique contre
la goutte. Mais, tandis que je m'enor-
gueillissois de ma découverte, de nouvelles atteintes de cette cruelle maladie
vinrent humilier mon amour-propre; et
je fus encore une fois obligé de m'aliter.

Ce fut un coup de foudre, et je faillis
perdre toute espérance. Cependant, en-
couragé par mes amis, je me décidai à
recommencer l'usage du remède qui m'a-
voit soulagé d'une manière aussi étonnante;

et, loin d'en dénier l'efficacité, je m'ac-
cusai moi - même de l'avoir abandonné
trop tôt.

Je le repris donc avec confiance, et je
fis la promesse d'en supporter les épreuves
avec courage et pendant plus long-temps.

Les mêmes effets se manifestèrent, mais
avec un peu moins de violence ; c'est-à-
dire que les douleurs furent moins fortes,
mais les exsudations tout aussi abondantes.
J'eus également occasion de remarquer
que, dans les premières applications, il
sortit de la plante de mes pieds une assez
forte dose de matière blanchâtre assez
semblable à de la craie , et , des pores transpirans de mes jambes, une liqueur glutineuse comparable à de l'eau fortement
gommée, ce qui m'étoit arrivé lors de
mon premier traitement. Mais ces phénomènes ne furent pas de longue durée ; et ,
quand ils cessèrent, je me trouvai totalement soulagé.

Ce fut alors que j'imaginai qu'il étoit

vraisemblablement nécessaire de continuer plus long-temps les applications de mon remède, et je les portai jusqu'au nombre de cinquante. Les dernières ne produisant aucun effet, j'y renonçai pour m'occuper à reprendre des forces; et trois mois après j'eus recouvré toute la vigueur de ma santé première.

Je n'osai cependant pas donner à mon remède le titre de spécifique; il falloit que l'expérience vînt me confirmer son efficacité, en m'assurant qu'aucune atteinte nouvelle ne viendroit la démentir; et ce ne fut qu'une année après, que je m'avisai de croire à son infaillibilité.

A peu près à cette époque, j'eus occasion de voir un officier de mes amis, que la goutte affectoit d'une manière aussi cruelle qu'elle m'avoit affecté moi-même; et, plein de confiance en mon remède, je ne balançai point à lui en proposer l'usage. Il accepta mon offre: et le chirurgien, qui avoit inutilement

épuisé toutes les ressources de son art pour
le soulager, ne s'opposa point à cet essai
d'un moyen auquel je lui déclarai que je
devois ma propre guérison. Je me chargeai
donc de faire moi-même les pansemens ;
et, dès le soir du même jour, j'enveloppai
les jambes de mon ami de larges cataplasmes de farine de lin, fortement arrosés
de la liqueur aromatique qui étoit mon
secret.

Jaloux de recueillir toutes les observations que pouvoit présenter ce traitement,
et peut-être même impatient de m'assurer
une seconde fois de son efficacité, je ne
quittai point mon ami, et je passai la nuit
entière à observer les effets de mon remède.

Au bout de deux heures, il commença
à éprouver une chaleur douloureuse aux
parties couvertes par les cataplasmes ; peu
après, il sentit une chaleur générale ; la
transpiration insensible devint abondante;
le pouls s'éleva, et de fortes douleurs se
manifestèrent à la plante des pieds.

Je ne vis, dans le premiers symptômes, que l'action commençante de mon remède ; je m'en applaudis intérieurement, et j'encourageai mon ami.

Deux heures après l'application, la chaleur générale diminua, la transpiration fut moins forte, le pouls baissa ; mais les douleurs de la plante des pieds prirent de l'intensité, et s'étendirent aux deux talons.

Alors j'interrogeai mon bon sens médical, et il me répondit par une phrase que lui prêta ma mémoire : *La foiblesse est toujours égale à l'effort auquel elle succède.* C'étoit, en effet, ce que j'avois appris de quelques médecins qui nommoient cela un axiome, ou peut-être un aphorisme, et qu'ils exprimoient en termes scientifiques.

Or, il étoit évident qu'il s'étoit fait un effort dans le système vital de mon ami ; que cet effort cessant, la foiblesse alloit lui succéder ; et je crus qu'en pareil cas,

la nature avoit besoin qu'on relevât ses
forces.

J'administrai donc à mon malade une
verrée d'excellent vin de Bordeaux, et je
lui fis prendre un potage. Il prit le tout
avec plaisir, et m'assura, quelques heures
après, que cela lui avoit fait plus de bien
que toutes les tisanes que son chirurgien
lui avoit données.

Je m'aperçus, en effet, que le pouls
avoit repris son état naturel ; que la peau
étoit douce, légèrement moite, et d'une
chaleur convenable ; que mon ami avoit
retrouvé sa gaîté ordinaire, et que les
douleurs même de la plante des pieds
commençoient à se calmer.

Dix-huit heures après l'application,
mon ami s'endormit, et goûta, pendant
quatre heures, un sommeil doux et pro-
fond, chose qu'il n'avoit pas faite depuis
sept jours, époque de son attaque.

A son réveil, qui fut occasionné par
un bruit inattendu, je le questionnai sur

son état, et sa réponse fut un embrasse-
ment amical...... Réponse éloquente, et
que mon cœur comprit encore mieux que
mon bon sens médical, qui cependant
en tira l'augure le plus favorable.

A la vingt-quatrième heure, je levai le
premier appareil pour en poser un second. Le chirurgien de mon ami desira
s'y trouver, et il en fut le témoin. Nous
trouvâmes les jambes couvertes d'une
transpiration abondante, et toute la surface de la plante des pieds garnie d'une
couche épaisse de matière blanchâtre et
calcaire. Nous l'enlevâmes avec une lame
de couteau, et nous vîmes la peau plantaire plissée et soulevée par d'autres matières qui n'avoient pas encore pu se
frayer un passage. Le chirurgien fut étonné que le remède eût produit tant d'effet,
sans causer la moindre rougeur, sans déterminer la moindre excoriation.

Quand j'eus placé les nouveaux cataplasmes, le chirurgien me déclara que

d'abord il avoit eu peu de confiance dans mon remède ; mais qu'il commençoit à croire à son efficacité. Il essaya de me faire une longue dissertation sur la goutte; mais je m'aperçus bientôt qu'il n'en savoit pas plus que moi sur la cause de cette maladie, et que son but étoit de connoître mon secret. Je lui déclarai franchement que si mon remède étoit aussi vain que les autres, il me sembloit fort inutile de l'en instruire; et que s'il étoit capable de triompher de la goutte, je devois en garder le secret...... Ce qu'il comprit à merveille.

La seconde application que j'avois faite, fut à peu près suivie des mêmes effets que la première; mais les douleurs des pieds furent un peu plus vives, et mon ami me dit qu'il éprouvoit, dans plusieurs parties du corps, un mouvement intestin qui lui sembloit provenir d'un déplacement d'humeur, et qui lui causoit des tiraillemens plus ou moins douloureux. Le sommeil

vint également jeter du calme sur ses
souffrances, et l'appétit se fit sentir. Je
lui conseillai du bon vin , une bonne
nourriture à petite dose, et il s'en trouva
bien.

En levant ce second appareil, le chirurgien et moi reconnûmes les mêmes effets déjà observés ; et je posai le troisième,
pour vingt-quatre heures encore.

Celui - ci amena un changement plus
notable dans la position du malade. Les
extrémités supérieures commencèrent à reprendre quelque mouvement ; les articulations embarrassées furent un peu dégor-
gées : j'aperçus que le remède agissoit
à peu près comme il avoit agi sur moi-
même, et j'en félicitai mon ami.

Quatre applications subséquentes dé-
barrassèrent totalement les phalanges des
doigts et les articulations des deux bras ;
mais les douleurs de la plante des pieds,
et celles des talons surtout, me déterminèrent à suspendre l'application de mon

remède, et je restai cinq jours sans en
faire. Pendant ce temps-là, je m'appliquai à relever le courage de mon ami ; et,
le second jour, j'eus le plaisir de le voir
se promener dans sa chambre, à l'aide
de deux béquilles; car la sensibilité de ses
pieds étoit excessive. Le quatrième et le
cinquième jour, il n'eut besoin que d'une
canne, et il se crut complétement guéri.

Mais l'expérience m'avoit appris à ne
compter sur la guérison qu'alors que mon
remède ne produisoit plus d'effet ; et, à
force de prier, je déterminai mon ami à
recevoir de nouvelles applications.

Je recommençai donc l'usage des cataplasmes, et je le continuai jusqu'au dix-
huitième jour. Je le suspendis de nouveau
pendant trois jours seulement, et je fis
ensuite neuf autres applications qui ter-
minèrent le traitement.

La foiblesse de mon ami étoit grande ;
mais il étoit parfaitement guéri : sa convalescence dura six semaines. Il reprit

peu à peu ses forces, et il finit par recouvrer sa vigueur et sa santé primitives.

Telle fut la première épreuve que je fis
de mon remède, après m'être guéri moi-
même; et cette épreuve me confirma dans
l'opinion que j'avois découvert un spécifique contre la goutte. Elle en est aujour-
d'hui une preuve bien plus évidente, puisqu'elle date de dix ans, et que, depuis cette
époque, mon ami, non plus que moi, n'a
pas ressenti la plus légère douleur, même
dans les changemens de temps.

Ces premiers succès m'enhardirent; j'en
tentai de nouveaux sur différens sujets,
et j'obtins des résultats aussi heureux,
et presque tous plus rapides; par la raison
sans doute que je combattis des gouttes
moins anciennes, moins développées, et
par conséquent moins rebelles.

Je traitai ainsi quatre-vingts personnes
plus ou moins affectées de cette cruelle
maladie, et je les guéris toutes aussi promptement que radicalement. Une seule d'en-

tre elles resta languissante après le traitement ; mais elle avoit une goutte compliquée, et sa santé ne put se rétablir parfaitement que lorsque son médecin, ou le
temps, eut détruit la cause de cette complication.

Il ne m'en fallut pas davantage pour
achever de me convaincre de la bonté de
ma découverte ; et je vins à Paris, dans
l'espoir d'y répandre les bienfaits de ce remède, et d'en faire en même temps la
source de ma fortune.

J'avois de nombreuses connoissances
dans cette capitale ; et je ne fus pas long-
temps sans trouver l'occasion d'utiliser ma
découverte.

Monsieur Guillard, auteur d'*Œdipe
à Colonne*, fut atteint d'une goutte qui,
depuis six ans, l'affectoit périodiquement
chaque année, et dont les accès étoient
longs et cruels. Honoré de sa confiance,
j'entrepris de le guérir, et je réussis. Cette
cure, considérée comme impossible, en

dépit de tout ce que j'avois pu dire de mon remède, étonna les personnes qui en furent les témoins : et ce premier pas donna quelque réputation à ma découverte.

Bientôt après, je fus appelé pour donner mes soins à M. Lalouette, membre de l'administration des eaux et forêts, rue du Coq-Saint-Honoré, n°. 9;

A M. Gorneau, avocat, rue du Cloître-Saint-Méry, n°. 18;

A M. Leroi, législateur, rue Bourti-bourg, n°. 25;

A M. Noël, caissier à l'administration de la guerre, rue de Varennes;

A M. De Lamberti, rue Gaillon, n°. 11;

A M. Picot, beau-frère du général Lameth, au café Tortoni;

A M. Després, banquier, rue de Choiseul, près le Boulevard;

A M. Roger, rue de la Butte-des-Moulins, n°. 26;

A M. Mazure, négociant, passage du Saumon, etc. etc. etc.; et à plusieurs au-

tres dont la nomenclature me semble être
fort inutile.

Le fait est que mon remède triompha
de toutes ces gouttes, avec plus ou moins
de promptitude, selon la nature et l'an-
cienneté de ces affections; mais toujours
aussi complétement. Et j'en appelle aux
témoignages de ces divers goutteux, qui
tous existent encore, et qui n'ont plus
ressenti la moindre atteinte de cette infer-
nale maladie.

Ces succès étendirent la réputation de
mon remède; et, en 1807 et 1808, j'eus
le bonheur de guérir successivement :

M. le général Lasalle, rue de Ver-
neuil, n°. 51;

M. le général Gros, de la Garde Impériale, à l'Ecole-Militaire;

M. le général Lepic, *idem*, *ibidem*;

M. Lefèvre, colonel, major des Inva-
lides, à l'Hôtel;

M. Moncey, frère du maréchal, en
son hôtel;

M. Horry, capitaine de Vétérans, maison du général Lasalle ;

M. Bidot, capitaine au 10e régiment de Vétérans, avenue de Neuilly ;

M. Collenbach, adjudant de place, à l'E at-Major, place Vendôme ;

M. Krainer, officier de Dragons de la garde de Paris ;

M. Morieux, quartier-maître de la Gendarmerie, au Temple ;

Un grenadier de la Garde Impériale que S. Exc. le comte de Lacépède eut la bonté de m'adresser, ainsi que plusieurs autres, pour lesquels il répondra ;

M. Ducros, employé au Conseil-d'Etat, rue de Beaune, n°. 19 ;

M. Moreau de Saint-Méry, rue Jacob, n°. 14 ;

M. Ratier, législateur, rue du Cherche-Midi, n°. 17 ;

M. Paterson, directeur de la caisse d'amortissement, rue Notre-Dame-des-Victoires, n°. 16..........

Mais à quoi bon continuer ici la liste des personnes que j'ai traitées dans le cours de ces deux années (1807 et 1808) : le nombre en est de plus de cinq cents ; et ce vain étalage n'ajouteroit que des preuves surabondantes à celles qu'il est si facile d'acquérir auprès des ci - devant goutteux que je viens de citer, et dont le témoignage est, je pense, exempt de toute suspicion.

J'ai cru qu'il étoit également inutile de décrire les différens états où se trouvoient ces malades, quand j'entrepris de les guérir. On pense bien que la diversité de leurs âges, de leurs tempéramens, de leurs constitutions, de leur sexe, de leurs affections morales, des maladies antérieures ou complicatives, et surtout de la date et des causes primitives de toutes ces gouttes, a dû nécessairement produire une diversité égale dans l'état de ces malades, et rendre leur traitement plus ou moins long ; mais tous ont été parfaitement guéris, et c'est la chose qui doit intéresser davantage la plupart de mes lecteurs.

J'ai d'ailleurs à rendre compte, dans la suite de cet Ouvrage, d'une foule d'autres guérisons plus ou moins étonnantes, et qui exigeront des détails que je crois ici superflus.

A mesure que je multipliois les succès de ma découverte, je multipliois aussi mes observations, et j'en enrichissois mon bon sens médical, ou ma médecine du bon sens. Je n'avois jamais étudié l'anatomie de l'homme; mais je connoissois assez bien celle du cheval, je savois que les viscères des grandes cavités étoient les principaux siéges de la vie, et que les nerfs étoient ceux de la sensibilité; je savois que le sang étoit le produit de la digestion dont le travail merveilleux extrait des alimens les sucs nourriciers qui s'y trouvent, les métamorphose en une espèce de crême que des vaisseaux particuliers absorbent et que d'autres vaisseaux conduisent au cœur.

réservoir commun du fluide sanguin. Je
savois qu'au moyen du mouvement alter-
natif de contraction et de dilatation qui
est propre à cet organe, le sang s'en échappoit et étoit rapidement porté par les ar-
tères à toutes les parties de l'économie
animale, d'où les veines le ramenoient plus
lentement au cœur : je savois que les muscles étoient les agens de tous les mouvemens ; je savois enfin que la peau étoit un
tissu percé d'une innombrable quantité de
trous, dont les uns ont la faculté d'aspirer
et les autres celle d'exhaler ; que, sous cette
peau, il existoit un réseau cellulaire ; plus
bas un tissu graisseux ; et, plus profondément encore, des glandes dont les fonctions sont de sécréter ou de servir de réservoir à diverses humeurs plus ou moins
utiles à l'harmonie générale.

Ces légères notions de l'anatomie ne me
suffisoient point, et je n'étois pas sûr
qu'elles fussent parfaitement en rapport
avec la construction mécanique du corps

humain. J'ignorois d'ailleurs bien des choses essentielles; et j'imaginai qu'il m'étoit possible de les apprendre.

J'avois pour ami un médecin bien capable de répondre à mes desirs, et il eut la complaisance de m'éclairer de ses lumières. C'est à ses soins, à son zèle, à sa patience, ou plutôt à son amitié, que je dois les connoissances à l'aide desquelles j'ai pu tirer de mes observations des conséquences plus justes et plus nombreuses : et je me ferois un plaisir de le nommer, si sa modestie ne m'avoit pas obligé au silence.

Je suis entré dans ces détails, afin que mes lecteurs ne soient point étonnés qu'un ancien officier de cavalerie puisse faire quelques raisonnemens sur l'art de guérir, et peut-être encore afin qu'on sache que je n'agis pas aussi aveuglément que quelques personnes se plaisent à le débiter.

Quand j'eus fortifié mon bon sens médical des connoissances qu'avoit bien voulu

me transmettre le médecin que j'ai le
bonheur de compter au nombre de mes
amis , je fis de nouvelles réflexions sur la
puissance active de mon remède. Je me
rappelai que trois des malades que j'avois
guéris étoient atteints de gouttes compliquées par trois affections différentes , et
que ces trois affections avoient cédé ,
comme la goutte , à l'action de mon remède. Les notions physiologiques que
j'avois acquises me firent soupçonner qu'il
pouvoit y avoir une certaine analogie
entre le principe arthritique et les principes de plusieurs autres maladies. Plein
de cette idée , je fus la communiquer à
mon ami , et elle devint la matière de
dissertations extrêmement intéressantes.
Je ne résiste pas au plaisir de retracer à
mes lecteurs les traits de lumière que cette
idée fit naître ou développa dans l'esprit de cet estimable médecin :

« Si j'en crois ma propre opinion, me
» dit-il, votre découverte est d'un prix

» inestimable : elle peut déchirer le voile
» qui couvre encore la plus utile des
» sciences ; elle peut devenir la ressource
» la plus précieuse de cet art ; et si vous
» daignez me prêter toute votre attention,
» je vais associer votre idée aux miennes,
» pour en tirer des conséquences dont
» l'humanité pourra s'applaudir un jour.

» Il y a long-temps, ajouta-t-il, que
» je fais des recherches sur la fièvre : elle
» est encore une énigme pour tous mes
» confrères, et je m'estimerois heureux
» si je pouvois leur en donner le mot. J'ai
» mis à profit quatorze ans d'expérience
» pour étayèr mon opinion de preuves
» suffisantes ; il ne me reste peut-être qu'à
» rendre compte de mes idées, et la vôtre
» m'y détermine.

» Depuis trop long-temps on accuse les
» médecins d'ignorer ce que c'est que la
» fièvre : il faut enfin le dire, et à eux-
» mêmes plus qu'à tout autre ; et si jamais
» vous publiez quelque ouvrage sur votre

» précieuse découverte, je vous prie de
» taire mon nom ; mais je vous engage à
» joindre mes idées aux vôtres, par la
» raison qu'elles ont entre elles une cohé-
» rence d'où doit résulter le système le
» plus utile peut-être qui ait jamais été
» publié sur l'art de guérir.

» La nouveauté de ce système effarou-
» chera sans doute certains esprits : il est
» même vraisemblable qu'elle vous susci-
» tera bon nombre d'ennemis ; ne les crai-
» gnez point : ils crieront pendant quel-
» ques jours ; mais bientôt l'opinion pu-
» blique en fera justice, et vous aurez
» pour défenseurs tous les amis de l'hu-
» manité. »

Je souris à cette observation ; mon ami
me devina, et il continua ainsi :

« Qu'est-ce que la fièvre ? Voilà la
» question si souvent répétée par les enne-
» mis de la médecine, et à laquelle, en
» effet, les médecins n'ont encore répondu
» que d'une manière vague et insignifiante.

» Mais la découverte du quinquina leur a
» servi de réponse, et beaucoup d'entre
» eux ont dit : *Que nous importe de savoir*
» *ce que c'est que la fièvre ? Nous savons*
» *qu'elle est une maladie, et nous avons*
» *le moyen de la détruire.*

» En cela les gens de l'art sont tombés
» dans une erreur étrange, et leur rai-
» sonnement, partant d'un principe faux,
» a dû entraîner après lui une foule de
» conséquences désastreuses. Ce n'est que
» le flambeau de l'expérience et l'œil de
» l'observation qui ont pu diminuer les
» funestes effets de cette antique erreur :
» ce sont ces deux guides qui nous ont
» rapprochés de la vérité dont personne
» encore n'a osé soulever le voile........
» crainte qui a singulièrement ralenti la
» marche et les progrès de l'art de
» guérir.

» Maintenant, mon ami, redoublez
» d'attention, et tâchez de me suivre dans
» la définition que je vais vous faire de la

» fièvre, et dans les preuves dont j'étaierai
» cette définition.

» La fièvre est, selon moi, un mouve-
» ment intestin résultant de la contrac-
» tion du système attaqué par une cause
» quelconque, et tendant à pousser cette
» cause du centre à la surface, ou, en
» deux mots, *une contraction centrifuge.*

» Cette définition vous paroît peut-
» être vague et hasardée; mais, à mesure
» que je développerai mes idées, elle
» vous paroîtra plus claire, et finira
» par acquérir une justesse mathéma-
» tique.

» Posons d'abord un principe incon-
» testable : c'est que toutes les fois que
» l'économie animale perd son équilibre,
» toutes les fois que son harmonie est
» troublée par la présence d'une cause
» ennemie, la nature fait des efforts pour
» expulser cette cause, et remettre tous
» ses ressorts dans leur équilibre ordi-
» naire.

» Ces efforts de la nature constituent
» ce trouble général , ce mouvement in-
» testin qui tend à pousser du centre à la
» surface........ C'est la fièvre ; et elle se
» manifeste par des symptômes plus ou
» moins violens , selon que sa cause est
» plus ou moins à charge à la nature.

» Ce principe une fois posé , vous de-
» vez concevoir , mon ami , que dans
» toute maladie, il y a fièvre ; et je crois
» qu'aucun médecin observateur et sensé
» ne niera cette proposition. La fièvre est
» un Prothée qui se montre sous tant de
» formes , qu'elle échappe souvent à
» l'homme qui n'a pas la longue habitude
» ou la sagacité d'observer judicieusement ;
» mais il est de fait qu'elle se soulève peu
» ou beaucoup, toutes les fois que la na-
» ture est attaquée : elle est générale ou
» partielle, selon l'espèce de mal ou la
» partie affectée ; elle est plus ou moins
» forte, selon la nature de sa cause, et
» les ressorts mis en jeu ; mais la plus lé-

» gère piqûre produit la fièvre, comme le
» principe le plus délétère.

» Si je parlois à des médecins, ils me
» diroient peut-être qu'ils ont vu des ma-
» ladies sans fièvre.... Trop souvent, leur
» répondrois-je ; mais c'est dans le nom-
» bre des maladies chroniques qui ne doi-
» vent leur existence qu'aux attaques incon-
» sidérées livrées à la fièvre même ; et il n'est
» d'ailleurs pas encore prouvé que les af-
» fections chroniques soient totalement pri-
» vées du mouvement fébrile : dans tous
» les cas de maladies, la fièvre n'est ab-
» sente que là où la sensibilité n'est plus.

» Mais je parle à mon ami : et, comme
» cette dissertation doit prouver à quel
» point sa découverte peut devenir pré-
» cieuse, je poursuivrai.

» Si donc la fièvre a lieu toutes les fois
» que l'harmonie du mécanisme animal est
» troublée, pourquoi refuserions-nous de
» croire que, loin d'être une maladie, elle
» est le symptôme le plus vrai de toute

» maladie, l'effort, le remède même de
» la nature? »

Comment! m'écriai-je, la fièvre seroit
le remède de la nature! « Oui, mon ami,
» reprit le Docteur; et je ferai en sorte de
» vous le prouver. On a déjà reconnu des
» fièvres salutaires, des fièvres auxiliaires,
» des fièvres symptomatiques : c'est un
» premier pas fait vers la vérité; mais la
» vérité toute entière est que la fièvre n'est
» jamais une maladie; qu'au contraire,
» elle est l'arme la plus puissante de la
» nature.

» Mais, pour vous faire mieux com-
» prendre le mécanisme de la fièvre, je
» dois rappeler votre attention sur les dif-
» férens systèmes de l'économie animale,
» comme l'historien doit décrire un champ
» de bataille, avant de raconter les com-
» bats qui s'y sont livrés. Cependant,
» comme tous les ressorts de la machine
» humaine ont été le sujet de plusieurs
» de nos conversations, et que vous les

» connoissez bien , je me bornerai à di-
» viser le corps en dix systèmes que je
» désignerai d'une manière simple et pré-
» cise :

> » 1°. Le système sanguin ,
> » 2°. Le système humoral ,
> » 3°. Le système artériel et veineux ,
> » 4°. Le système nerveux ,
> » 5°. Le système visceral ,
> » 6°. Le système glanduleux ,
> » 7°. Le système membraneux ,
> » 8°. Le système musculaire ,
> » 9°. Le système cellulaire ,
> » 10°. Le système cutané.

» Tels sont les dix systèmes qui seuls
» peuvent être le théâtre de la fièvre; et ,
» sans entrer dans des détails qui vous
» seroient inutiles, je poursuis :

» Toutes les maladies sont dues à deux
» causes générales : ou à la présence d'un
» principe hétérogène , ou à un défaut
» d'équilibre dans les parties constituantes

» de l'économie animale. J'entends par
» principe hétérogène, et les corps étran-
» gers introduits dans la machine par une
» cause quelconque, et les molécules per-
» versives qui peuvent y pénétrer par les
» voies respiratoires, ou y prendre naissance
» par suite du régime ou des passions.

» Ces deux causes générales se divisent
» et se subdivisent selon l'espèce, la
» forme et l'action du corps ou du prin-
» cipe étranger; selon la nature et l'in-
» tensité de ce principe; selon l'espèce et
» le degré de surabondance ou de perver-
» sion; selon le système attaqué; selon le
» siége de la maladie : mais, dans tous les
» cas, la nature détermine un mouve-
» ment intestin poussant du centre à la
» surface; et ce mouvement, je le répète,
» c'est la fièvre.

» C'est toujours sur un ou plusieurs des
» dix systèmes précités, que se développe
» l'action fébrile, puisqu'ils sont nécessai-
» rement le siége des maladies. Or, les ra-

» mifications nerveuses étant les organes
» de la sensibilité, et s'étendant partout,
» le système nerveux est le premier mis en
» jeu. Ses fibres, en contact avec la cause
» ennemie, s'irritent, et leur vibration,
» déterminant la contraction musculaire,
» opère la compression des vaisseaux, de
» manière à pousser les liquides du cen-
» tre à la surface. Voilà ce qui constitue
» *la contraction centrifuge* que nous nom-
» mons la fièvre : voilà la cause de l'irré-
» gularité des pulsations artérielles et des
» autres épiphénomènes que j'aurai le
» plaisir de vous expliquer. Mais saisissez
» bien ce mécanisme de la fièvre : une
» cause quelconque affecte la sensibilité ;
» les nerfs s'irritent, leur vibration fait
» contracter la fibre musculaire ; ces deux
» efforts compriment les vaisseaux et for-
» cent les liquides à gagner la surface.
» Voilà comment s'opère un paroxisme
» fébrile ; voilà le moyen dont se sert
» la nature pour expulser de son sein

» l'ennemi qui trouble son harmonie ,
» voilà l'arme étonnante avec laquelle elle
» triomphe de toutes les maladies , pour
» peu que l'art vienne à son secours, ou ne
» le dérange pas dans ses fonctions ; mais il
» arrive trop souvent que l'art contrarie la
» marche de la nature : l'ignorance, la pré-
» somption ou la crainte sont ses plus cruels
» ennemis. Les jeunes praticiens , surtout ,
» ne se fient guère aux ressources de la na-
» ture ; ils veulent agir, ils sont effrayés du
» trouble produit par la maladie , ils trem-
» blent à l'aspect des symptômes , ils ne sa-
» vent pas encore que l'ordre naît du désor-
» dre, et le bien du mal ; ils se hâtent de
» faire, et ils croient bien faire. En cela ,
» mon ami , ils ressemblent à ces jeunes chi-
» rurgiens que vous avez pu voir autrefois
» dans les armées, et qui , à l'aspect d'un
» coup de feu, d'une fracture , d'une gan-
» grène , d'une plaie compliquée , ne
» parloient que de tailler, couper, ampu-
» ter ; tandis qu'avec des soins et de la

» prudence, ils auroient pu conserver
» tant de membres qui sont tombés sous
» leur impitoyable couteau.

» Revenons à notre sujet : la fièvre, ce
» précieux effort de la nature, ne se dé-
» veloppe qu'en raison de sa cause ; elle
» dirige principalement son action sur le
» siége de la maladie, et souvent même
» elle la borne au système attaqué. Une
» légère piqûre ne déterminera qu'un lé-
» ger mouvement fébrile, et ce mouve-
» ment ne s'étendra qu'autant que la sen-
» sibilité nerveuse aura été compromise.
» Mais si cette piqûre est profonde, si le
» corps aigu a traversé le système cutané,
» s'il a porté sa blessure sur un système
» plus délicat, plus irritable, vous con-
» cevez, mon ami, que la fièvre sera
» plus forte, et que tous les systèmes at-
» taqués seront le théâtre de son action,
» surtout dans le voisinage des parties
» lésées.

» De là, l'étrange différence qui existe

» entre la petite plaie produite par une
» piqûre superficielle, et ce qu'on nomme
» un panaris ou mal d'aventure. Mais,
» dans les deux cas, le travail de la na-
» ture sera le même, à cette différence
» près que plus la cause est grave, plus
» l'inflammation est grande, parce que
» les sucs épanchés par la déchirure des
» vaisseaux, devenant hétérogènes, la na-
» ture ne peut s'en débarrasser que par la
» suppuration, et que le degré d'inflam-
» mation doit toujours être proportionné
» à la suppuration nécessaire.

» La fièvre ou la contraction centri-
» fuge devra donc durer jusqu'à l'expul-
» sion totale des humeurs épanchées, jus-
» qu'à la cicatrisation des parties lésées,
» jusqu'au rétablissement de l'équilibre ;
» et c'est ce qui arrive : comme il arrive
» aussi que la fièvre s'arrête quand elle
» cesse d'être utile.

» J'ai cependant vu des malades qui
» conservoient la fièvre après l'expulsion

» de la matière fébrile. Peut-être n'étoit-
» elle pas entièrement expulsée, ou peut-
» être la fièvre étoit-elle alors le résultat
» d'une trop grande mobilité des nerfs,
» ou la suite d'un mouvement imprimé.
» Mais ces cas là sont rares, et il est facile
» d'y remédier. Il n'en est pas moins vrai
» que la fièvre est un effet qui doit finir
» avec sa cause.

» Ce que je vous ai dit d'une piqûre, a
» lieu dans toutes les maladies, depuis la
» plus légère jusqu'à la goutte même dont
» vous triomphiez si heureusement ; et c'est
» ce que vous concevrez bientôt. La na-
» ture n'a qu'un moyen, qu'une res-
» source, qu'une arme : c'est la fièvre.
» Tout, en effet, dans la nature est sou-
» mis aux mêmes lois ; tous les corps or-
» ganiques qui la composent, ne diffè-
» rent entre eux que par des nuances
» presqu'imperceptibles aux yeux même
» de l'observateur qui suit pas à pas la
» chaîne des êtres sensibles. »

Pardon, mon ami, dis-je en interrompant le Docteur, vous venez de me dire que la fièvre étoit le seul moyen, l'unique ressource de la nature; et il me semble que la toux et l'éternument sont deux efforts naturels indépendans de la fièvre.

« Votre observation me fait plaisir, » mon ami; la toux dans les affections » des branches pulmonaires, et l'éternu- » ment dans celles des voûtes nazales, » des sinus frontaux, et de la membrane » pituitaire, sont, en effet, deux moyens » de la nature qui doivent vous paroître » indépendans de la fièvre; mais ils ten- » dent, comme elle, à pousser du centre » à la surface les humeurs qui les déter- » minent; et, à le bien prendre, ils ne » sont autre chose que le mouvement fé- » brile agissant par spasme sur ces parties » irascibles, et se répétant, comme les » accès de fièvre, jusqu'à l'expulsion de » la cause ennemie. »

Cette explication me parut si claire et si juste, que je priai mon ami de vouloir bien continuer sa savante dissertation sur la fièvre, et il reprit :

« L'attention que vous me prêtez ne » me permet pas de douter que vous ayez » parfaitement compris tout ce que je » viens de vous dire ; mais, avant d'aller » plus loin, je veux vous rappeler le mé- » canisme de la fièvre, et vous expli- » quer l'action progressive de ses pa- » roxismes.

» Qu'un principe viciant ait perverti telle » ou telle humeur : le système auquel ap- » partient cette humeur en ressent les » premiers effets ; les ramifications ner- » veuses en contact avec l'humeur perver- » tie signalent, par leur vibration, la pré- » sence de l'ennemi ; l'irritation a lieu ; » l'inflammation se manifeste ; la fièvre se » développe et fait un premier effort. Tou- » tes les parties attaquées vibrent, se cris- » pent, se contractent pour opérer ce mou-

» vement d'expulsion qui doit pousser
» l'humeur fébrile du centre à la surface....
» Voilà le premier paroxisme. Mais cette
» humeur ennemie, trop abondante ou
» trop tenace, résiste à cet effort; et, bien
» qu'elle ait été mue, elle regagne insen-
» siblement son premier siége. Cependant,
» le mouvement auquel elle a été soumise
» lui a fait perdre de sa ténacité, et l'a ren-
» due un peu plus mobile. La fièvre fait
» un second effort, même résultat....: un
» troisième, un quatrième; toujours même
» résultat. Mais, les transpirations, déter-
» minées par ces efforts, ont déblayé les
» émonctoires cutanés ; mais l'humeur
» ennemie est plus atténuée, plus mobile,
» plus susceptible d'être expulsée; la coc-
» tion en sera bientôt faite; tous les exu-
» toires sont disposés à lui ouvrir un
» passage : encore quelques mouvemens
» fébriles, et une dernière crise en débar-
» rassera la nature.

» C'est ainsi, mon ami, que la fièvre agit

» contre tout ce qui peut rompre l'équi-
» libre ou troubler l'harmonie de l'écono-
» mie animale ; et l'observation a prouvé
» que sept paroxismes suffisoient souvent
» pour achever ce merveilleux travail.
» Quelquefois il en faut neuf, d'autrefois
» treize, ou vingt et un, ou davantage ; mais
» partout la fièvre se montre, partout elle
» proportionne son action à l'action de la
» cause perturbatrice, à moins que les res-
» sorts qui doivent lui servir, soient tombés
» dans l'impuissance, ou que la maladie
» soit essentiellement organique. Dans ces
» maladies désorganisatrices , comme la
» phthysie pulmonaire par ulcération, l'obs-
» truction calculaire de la vésicule du foie ,
» la rage et quelques autres , la fièvre lutte
» en vain contre le principe destructeur ;
» ses efforts ne peuvent qu'irriter le mal ,
» et l'agrandir: ils sont comme la main qui
» veut arracher un hameçon. La fièvre ne
» peut donc rien contre ces maladies ; mais
» j'ai lu quelque part qu'elles étoient au-

» dessus du pouvoir humain, et ce n'est
» pas mon avis. Il n'y a pas une impossi-
» bilité mathématique à triompher de ces
» maladies, puisque nous en domptons au-
» jourd'hui qui ont été réputées incurables,
» pendant des siècles.

» Grâces à vous, mon ami, la goutte n'est
» déjà plus invincible : ne nous décou-
» rageons point ; cherchons à vaincre ces
» autres affections qui ont épouvanté nos
» ancêtres : l'anagallis et l'alkali-volatil ont
» quelquefois soumis la rage ; poursuivons
» nos recherches : nous devons trouver,
» dans l'inépuisable sein de la nature , ou
» dans les savans creusets de la chimie , les
» moyens qui nous manquent , soit contre
» cette affreuse maladie , soit contre celles
» que j'ai nommées essentiellement désor-
» ganisatrices. »

Ici , j'interrompis mon Docteur : si tous
les médecins vous ressembloient , mon
ami, je ne doute pas que l'art de guérir
n'eût bientôt repris le rang et la dignité

qu'il devroit avoir, et que l'humanité.......

« Point de compliment, de grâce ! Ne
» m'interrompez que pour me faire des
» observations utiles. Tous les médecins
» ont, comme moi, le desir de secourir
» l'humanité ; mais la tâche est difficile :
» et quelle que soit la lenteur des progrès
» de notre art, son but seul le rend digne
» de la considération publique.

» Tous les rudimens de la nature sont
» ceux de l'art de guérir ; rien de ce qui
» constitue l'harmonie universelle ne lui
» est étranger. Un médecin doit être le
» confident de la nature, et nous ne
» sommes peut-être pas aussi loin qu'on le
» pense du temps où elle achèvera de nous
» dévoiler les secrets de sa marche éternelle.

» Depuis qu'on a simplifié les méthodes
» d'instruction, on a reculé de beaucoup
» les limites des sciences. Les découvertes
» de la physique, de la chimie et des autres
» arts ne sont dues qu'à la simplification
» méthodique de l'enseignement, qu'à

» l'ordre analytique des procédés. Si l'on
» apportoit les mêmes moyens dans l'étude
» des maladies, on l'auroit bientôt rendue
» assez facile pour que le médecin studieux
» et intelligent puisse, avant de pratiquer
» cet art, acquérir des connoissances suf-
» fisantes pour ne pas compromettre l'exis-
» tence de ses malades.

» Que sait aujourd'hui le jeune prati-
» cien qui débute ? Il connoit l'anatomie
» pièce par pièce, mais il ignore ordinai-
» rement les rapports les plus essentiels
» de ses parties ; il a lu l'histoire des ma-
» ladies, et n'en a vu aucune ; il connoît
» une foule de remèdes, dont il a rarement
» pu calculer les effets, et dans le choix et
» l'emploi desquels il sera fort embarrassé ;
» il a l'esprit embrouillé de mille systèmes
» divers, de mille notions théoriques que
» l'expérience désapprouvera pour la plu-
» part ; en un mot, il a la science des
» bancs : et cette science est bien différente
» de celle qu'exige la pratique.

» Il va donc s'instruire de nouveau, en
» exerçant un art dont il n'a que des idées
» vagues, confuses et incertaines. Sa nou-
» velle instruction nécessitera donc des
» coups d'essai hasardeux, des tentatives
» périlleuses; il faudra donc que la mort
» lui apprenne à conserver la vie ! »

O mon ami, m'écriai-je, que ce tableau
est affligeant ! Mais faut-il en accuser les
jeunes médecins? Ils sont cependant obli-
gés de commencer par lire et par voir. Et
que peut-on lire, sinon les ouvrages connus? Où peut-on voir, sinon dans les hôpitaux ?.....

« J'en conviens, reprit le Docteur; mais
» c'est une obligation bien funeste, et nous
» devons espérer qu'on ne tardera pas à
» publier des livres élémentaires d'une
» utilité plus vraie. Quant aux premières
» leçons de l'expérience, c'est aux chirur-
» giens à les prendre dans les hôpitaux:
» là sans doute est le sanctuaire de la chi-
» rurgie; là s'apprend l'art d'opérer. Mais

» que ceux qui se destinent à exercer la
» médecine fuient ces vastes dépôts où
» toutes les maladies sont entassées au ha-
» sard, et combattues en masse : un spec-
» tacle pareil ne peut que les dégoûter de
» l'art de guérir, ou émousser leur sensi-
» bilité morale, l'une des plus précieuses
» qualités d'un médecin. »

Mais, Docteur, où donc les jeunes médecins prendront-ils ces premières leçons
de l'expérience ?

« Où, mon ami ! Si l'un d'eux me faisoit
» cette question, voici quelle seroit ma
» réponse : Suivez, dans sa pratique, un
» de ces hommes sages et éclairés que la
» confiance publique environne, et pre-
» nez-le pour modèle. Observez son ton
» noble et simple à la fois ; voyez son air
» doux, calme, humain et compatissant ;
» remarquez avec quelle retenue il se pré-
» sente au sein d'une famille ; regardez
» comme il aborde son malade : son aspect
» seul le rassure et le fait sourire ; ce n'est

» pas un médecin ; c'est un ami dans le-
» quel on a placé toute sa confiance ; ad-
» mirez la patience avec laquelle il inter-
» roge et écoute ; suivez son œil et sa main :
» rien n'échappe à son regard ; la nature
» ne peut rien lui cacher.

» Écoutez maintenant par quels moyens
» simples et persuasifs il tranquillise l'es-
» prit de son malade : la douleur est déjà
» moins grande . . . ., elle diminuera cha-
» que jour. . . ., bientôt elle s'éteindra . . . ;
» et cet heureux échec n'aura fait que for-
» tifier, pour de longues années, la santé
» de celui . . . . . pour l'existence duquel il
» tremble peut-être en lui-même.

» A peine est-il sorti, qu'on desire son
» retour ; mais toutefois l'espoir et la con-
» fiance adouciront les remèdes les plus
» amers ; tous les ordres seront stricte-
» ment exécutés ; le malade sera docile... :
» il est sûr de guérir, et cette certitude est
» un garant de sa guérison.

» Quand ensuite vous serez seul avec

» cet ami de l'humanité, ne craignez pas
» de l'interroger : il vous dira quelle est la
» maladie, quelle est sa cause, où est son
» foyer, quels sont ses effets, quels moyens
» il emploie, pourquoi il les préfère, etc. ;
» il vous rappellera les symptômes carac-
» téristiques, etc., etc. : et dans une heure
» vous aurez plus appris que dans huit
» jours au sein des hôpitaux.

» Tel est, mon ami, le conseil que je
» donnerois aux jeunes médecins ; et si
» jamais vous usez de la permission que je
» vous ai donnée de publier mes idées,
» ne craignez pas de répéter ce que je
» viens de vous dire. Mais nous nous som-
» mes écartés de notre sujet : revenons-y. »

Bien volontiers, mon ami, tout ce que
vous m'avez dit m'intéresse infiniment ;
mais il me tarde d'apprendre les conséquences que vous tirerez des principes
que vous avez posés, et qui me paroissent
aussi lumineux qu'utiles.

« Vous avez donc compris ma défini-

» tion de la fièvre, le mécanisme de ses
» accès, et les deux causes générales qui
» la déterminent ? »

Oui, mon ami, parfaitement.

« En ce cas, continua le Docteur, vous
» devez concevoir combien il seroit facile
» de diviser toutes les maladies en autant
» de classes que j'ai cité de systèmes sus-
» ceptibles d'être le siége de la fièvre, et
» d'en faire une nomenclature plus simple,
» plus expressive, plus à portée du sens
» commun.

» Jetons maintenant un coup d'œil gé-
» néral sur leurs symptômes ; mais que la
» fièvre soit toujours notre boussole ; car
» elle est le meilleur et le plus sûr des
» symptômes.

» Observons d'abord que toutes les ma-
» ladies ont cela de commun, entre elles,
» qu'elles passent toutes, plus ou moins,
» par trois degrés distincts qu'on nomme
» périodes, et qui sont : *l'irritation, la coc-*
» *tion, et la crise.*

(59)

» Plusieurs médecins ont voulu nier
» l'existence de cette vérité, dans quelques
» affections; mais ils reviendront de leur
» erreur.

» Quand nous interrogeons les symp-
» tômes d'une maladie, pour découvrir sa
» cause et son siége, rien ne doit échapper
» à notre observation :

» La saison, la constitution de l'air, le
» vent régnant, les états antécédens de
» l'atmosphère, le tempérament et la
» constitution du sujet, son sexe, son âge,
» l'état qu'il exerce, ses habitudes, ses pas-
» sions, son régime, ses affections mora-
» les, le lieu qu'il habite, l'accident ou
» l'imprudence, cause première de la ma-
» ladie, le passage subit du chaud au
» froid, ou du froid au chaud, un excès,
» une plaie récemment fermée, un écou-
» lement habituel supprimé, les maladies
» qui ont précédé celle qui nous occupe,
» les premiers caractères de la douleur
» sentie, l'état des fonctions naturelles,

» tout, en un mot, doit être attentive-
» ment considéré, jusqu'à ce que la cause
» cherchée soit découverte.

» Le tempérament du sujet est la pre-
» mière chose qui doit nous occuper. Nous
» apprendrons par lui quelle humeur pré-
» domine ordinairement, et quelle in-
» fluence elle peut avoir sur la maladie, etc.

» La constitution nous indiquera la force
» du malade et les ressources de la nature.

» Le sexe et l'âge nous avertiront de la
» conduite à tenir.

» L'état ou la profession nous éclairera
» sur les dangers qu'il peut offrir, sur
» l'exercice accoutumé du malade, sur
» ses habitudes, sur quelques-unes de
» ses affections morales, sur ses passions
» même, etc.

» Son régime ordinaire nous rendra
» raison de son état physiologique.

» Le lieu qu'il habite peut nous dési-
» gner une cause éloignée ou prochaine de
» la maladie.

» L'intempérance habituelle ou occa-
» sionnelle, un accident quelconque, peu-
» vent aussi nous montrer une cause pro-
» chaine.

» Le passage subit du chaud au froid
» nous annoncera une répercussion dont
» d'autres symptômes nous indiqueront le
» foyer.

» Le passage subit du froid au chaud
» nous montrera ces désordres terribles
» que suivent trop souvent la gangrène,
» le sphacèle et la mort.

» Une plaie récemment fermée nous
» avertit d'une métastase d'autant plus fâ-
» cheuse, que son principe est plus hé-
» térogène.

» La suppression d'un écoulement ha-
» bituel nous confirme l'existence d'un
» embarras, d'un engorgement du vis-
» cère sur lequel s'est portée l'humeur sup-
» primée.

» Les premiers caractères de la dou-
» leur sentie nous manifesteront peut-être

» et sa cause, et son siége, et son in-
» tensité.

» L'état des fonctions naturelles nous
» aidera à découvrir quel viscère est at-
» teint ou menacé.

» Les maladies antérieures nous diront
» quelles parties ont déjà pu être affoi-
» blies, de quelle nature sont les affec-
» tions ordinaires du malade, et quels
» rapports elles peuvent avoir avec la ma-
» ladie actuelle. »

» Les états antécédens de l'atmosphère
» nous apprendront s'ils ont influé sur la
» constitution régnante, ou sur la maladie
» même.

» Le vent qui souffle nous montrera
» peut-être de quelle région il a apporté
» le principe délétère.

» Enfin, la saison même s'expliquera.

» Quand donc nous connoîtrons le sys-
» tème attaqué, la maladie, son foyer,
» sa cause, la nature de cette cause, et la
» constitution du sujet, nous aurons à

» nous assurer si tous les symptômes sont
» bien caractéristiques , à calculer les
» suites naturelles de la maladie , à voir si
» la fièvre est trop foible ou trop forte, à ap-
» précier les ressources sur lesquelles nous
» pouvons compter ; ensuite , nous choisi-
» rons , nous combinerons nos moyens ,
» nous dirigerons notre plan , d'après tous
» les renseignemens acquis , et nous saisi-
» rons le moment utile d'aider la nature.

» Si cette marche , aussi simple que fa-
» cile, étoit généralement admise, il me
» semble, mon ami, qu'elle affermiroit les
» premiers pas d'un jeune praticien, qu'elle
» éclaireroit sa conduite , et qu'elle pour-
» roit rendre ses essais moins funestes à
» l'humanité. »

Moins funestes, m'écriai-je ! Ah ! mon
ami, si tous vos confrères avoient la sagesse et les précautions que vous venez
de décrire, qu'ils seroient dignes de l'estime et de la reconnoissance publiques !
De quels traits de lumière vous venez

d'éclairer mon bon sens médical ! Que j'ai
en de plaisir à vous suivre dans la description de ces différens symptômes ! Mais il
me reste un doute. Enfin, m'avez - vous
dit, la saison même s'expliquera......

« Je vous entends, reprit le Docteur,
» et votre observation me prouve à quel
» point vous intéresse cette dissertation.
» Oui, mon ami, la saison s'expliquera,
» et elle s'expliquera énergiquement pour
» quiconque voudra l'interroger et l'en-
» tendre. C'est elle qui lui rendra raison
» de ce principe putride et délétère qui
» cause tant de maladies, qui se montre
» sous tant de formes, qui se développe
» avec tant d'activité, et qui se joue si
» souvent de l'art et de la nature.

» Faisons donc quelques recherches sur
» ce principe étrange.

» Les corps organiques dont la nature
» compose la chaîne des êtres sensibles,
» sont alternativement soumis à une des-
» truction continuelle qui se multiplie ou

» se ralentit, selon la saison, le temps et
» le lieu ; d'où résulte une plus ou moins
» grande quantité de foyers de putréfac-
» tion, et tout principe putride émane
» de ces foyers, ou de quelques autres
» dont je vous parlerai tout-à-l'heure.

» Quand le Père de la vie ranime la
» nature, et semble ressusciter tous les
» êtres, le printemps vient suspendre l'ac-
» tion morbifique générale. Dans cette
» heureuse saison, tout semble concourir
» à une création nouvelle ; tout ce que la
» mort a frappé ressuscite sous mille for-
» mes variées ; l'air est plus épuré ; l'onde
» coule plus abondante et plus limpide ;
» le sein de la nature se couvre partout de
» nouveaux trésors ; tout s'anime et sem-
» bellit ; partout on retrouve la vie, l'a-
» bondance et la santé. Des débris même
» de la destruction, se compose une foule
» innombrable d'atomes, d'éphémères,
» d'êtres plus ou moins délicats : de là,
» moins de foyers de putréfaction, moins

E

» de principes délétères, moins de ma-
» ladies.

» Mais, quand l'été vient exaspérer le
» principe vital, il précipite la frêle exis-
» tence des êtres les plus foibles, et leur
» prépare une mort prochaine.

» Quand ensuite l'astre du jour incli-
» nera ses rayons pour nous ramener l'au-
» tomne, la décomposition de tous ces
» êtres va bientôt établir des foyers de pu-
» tréfaction ; les miasmes putrides qui doi-
» vent s'en échapper, auront bientôt sa-
» turé l'air ; l'attraction solaire devenant
» moins active, ces miasmes se rappro-
» cheront de nous, et nous les absorbe-
» rons avec l'air athmosphérique : de là,
» ces principes morbifiques et ces maladies
» plus ou moins aiguës dont l'automne
» offre tant d'exemples.

» Telle est, mon ami, l'influence des sai-
» sons. Ajoutez, à cette source déjà si fé-
» conde, les vents du midi qui, à cette
» époque, nous apportent souvent les prin-

» cipes contagieux des climats les plus
» chauds ; ajoutez-y les miasmes que le soc
» de la charrue arrache de la terre ; ajou-
» tez-y les exhalaisons des mares, marais,
» étangs et rivières que le soleil a desséchés ;
» ajoutez-y les émanations terribles qui ont
» lieu dans ces cumulations trop fréquentes
» d'hommes sains ou malades, au milieu
» des villes, des camps, des hôpitaux et
» des prisons ; ajoutez-y encore celles qui
» s'échappent des lieux que la malpropreté
» rend infects, celles que prodiguent par-
» tout les décompositions végétales..... Et
» calculez, s'il est possible, jusqu'à quel
» degré d'intensité cette combinaison de
» tant de principes délétères, peut en por-
» ter l'action morbifique. »

Cette définition me fit un plaisir inex-
primable : plus je vous entends, dis-je à
mon ami, plus j'admire les médecins qui,
comme vous, ont consacré leur vie à cette
étude approfondie de la nature, et moins
je m'étonne de l'ignorance de ceux qu'une

coupable insouciance a privés de ces lumières.

« Quelques - uns, mon ami, sont con-
» damnables sans doute ; mais bornons-
» nous à les plaindre, et ne perdons pas
» de vue notre sujet. Il va devenir plus
» intéressant encore à vos yeux, et vous
» verrez bientôt de quel prix sera votre
» découverte, si vous faites vous - même
» l'application des principes que je viens
» d'établir, et qui, pendant quatorze ans,
» ont assuré les succès de ma pratique mé-
» dicale.

» Souvenez-vous que toutes les maladies
» naissent de deux causes générales, sa-
» voir : *Un principe hétérogène ou un dé-
» faut d'équilibre dans les parties consti-
» tuantes de l'économie animale.* C'est à
» ces deux causes qu'on doit les différens
» vices qui sont connus sous les noms de
» variolique, rachitique, psorique, scor-
» butique, vénérien, dartreux, chancreux,
» écrouelleux, cancereux, et ces nom-

» breuses affections, dont la cause éloignée
» ou prochaine est dans ces principes dé-
» létères dont l'air athmosphérique est tou-
» jours plus ou moins saturé.

» Maintenant, mon ami, ce que je me
» suis fait un plaisir de vous expliquer
» sur les différentes combinaisons dont le
» principe délétère est susceptible, doit
» vous faire concevoir la source primitive
» des nombreuses maladies que je viens
» de citer : elles appartiennent toutes à
» ce principe, et leur variété ne dépend
» que du degré de son action perversive,
» et de la nature des humeurs sur les-
» quelles il exerce sa puissance. Mais si
» ce principe étoit attaqué à temps, et
» combattu sagement, on pourroit arrê-
» ter sa dévorante activité, l'éloigner des
» viscères essentiels à la vie, le maîtriser,
» l'anéantir ou le forcer à la fuite ; et l'hu-
» manité seroit délivrée de ces maladies
» affreuses dont nous sommes trop souvent
» d'inutiles témoins.

» Or, ce que vous m'avez dit des suc-
» cès de votre remède sur diverses gouttes
» compliquées, me fait partager l'espoir
» que vous avez de l'employer utilement
» contre toutes ces maladies dont le prin-
» cipe a peut-être, avec celui de la goutte,
» plus d'analogie qu'on ne pense.

» Je ne vous donne ici mon opinion
» que comme une simple hypothèse, parce
» que je n'ai encore aucune certitude à
» cet égard ; mais si, dans le nombre des
» goutteux que vous traiterez, il s'en
» présente quelques-uns dont la maladie
» soit compliquée par une autre affection,
» permettez-moi de les voir avec vous, et
» nous observerons ensemble l'influence
» de votre remède sur la maladie compli-
» cante. »

Précisément, mon ami, j'en traite en
ce moment deux qui peuvent fournir à
nos observations, et vous m'obligerez en
venant les voir avec moi. L'un a reçu hier
la première application de mon remède ;

l'autre l'a reçue ce matin. Les informations que j'ai prises sur le premier m'ont instruit de la maladie qui complique l'affection goutteuse. C'est une fièvre putride contre laquelle son médecin a épuisé toutes les ressources de l'art. Rien n'a pu modérer son activité : on a vainement employé les antiputrides les plus puissans, les dérivatifs les plus énergiques ; les symptômes toujours plus alarmans ont fait craindre pour les jours du malade ; et comme la goutte s'est manifestée en même temps, on a eu recours à moi, trop tard peut-être, mais assez tôt si j'ai le bonheur de réussir.

« Le sujet est-il âgé ? »

— Soixante-quatre ans.

« Depuis quand est-il sujet à la goutte ? »

— Depuis quinze ans ; et ses accès reviennent périodiquement au printemps et en automne.

« Et votre second malade, mon ami.. ? »

Le second, dans un danger moins

pressant, me semble offrir plus de difficultés encore; c'est un militaire de trente-deux ans.

Il fut atteint du principe psorique, et négligea de s'en occuper. Depuis trois ans, les symptômes n'existoient plus. La santé du jeune homme s'altéra, et il fut renvoyé dans le sein de sa famille qui le confia aux soins et au zèle d'un médecin dont tous les secours furent inutiles.

Quelque temps après, le malade a donné des preuves de démence, et bientôt il a eu de fréquens accès de folie.

Un de ses camarades que j'ai guéri de la goutte, m'a prié de l'aller voir, et j'y suis allé ce matin. Je croyois voir un goutteux; on m'avoit trompé. Les parens de cet infortuné m'ont fait l'histoire de sa maladie; ils m'ont assuré que les gens de l'art avoient désespéré de sa guérison, et m'ont supplié de lui faire l'application de mon remède. Grâce à mon bon sens médical, et surtout aux sages instructions

que votre amitié m'a données , j'étois
certain que si mon remède ne le soula-
geoit pas , il ne pouvoit lui faire aucun
mal ; et j'en ai fait l'application sur ses
deux jambes.

« Vous avez bien fait, reprit le doc-
» teur, et j'en suis enchanté... Nous sui-
» vrons exactement ces deux traitemens,
» et j'ose vous en prédire le succès. La
» puissance attractive de votre remède est
» telle que je la crois capable de triom-
» pher de ces deux maladies. La première
» a pour cause un de ces principes délé-
» tères dont nous avons parlé; et la se-
» conde , un vice concentré. Dans la pre-
» mière , le principe morbifique affecte
» la masse générale des humeurs , porte
» son influence sur tout le système ner-
» veux , et menace la vie jusque dans ses
» derniers retranchemens. Dans la se-
» conde , le vice psorique , répercuté sur
» la masse cérébrale , a porté le trouble
» dans ses fonctions, et s'y est peut-être

» cantonné sous la forme d'un dépôt cri-
» tique. Mais ni l'un ni l'autre de ces deux
» cas n'est désespéré : quand la nature est
» utilement secondée, elle sait réveiller
» l'activité de ses ressorts , ressusciter la
» fièvre , et dompter son ennemi. Dans
» ces deux états de maladie , que ré-
» clame-t-elle de l'art de guérir ? qu'il
» éloigne l'humeur ennemie , des princi-
» paux foyers de l'existence, qu'il en dé-
» barrasse les principales branches ner-
» veuses , qu'il lui aide à soulever la
» fièvre , et à déterminer la contraction
» centrifuge à l'aide de laquelle elle est
» sûre de vaincre.

» Or, que peut faire notre art ? A-t-il
» un dérivatif aussi puissant que le vôtre?
» n'a-t-il pas vainement épuisé ses res-
» sources ?

» Nous avons donc tout à espérer de
» votre précieux remède , puisqu'il a la
» force d'extraire le principe arthritique
» de ses retraites les plus profondes, et

» l'étonnante faculté de le soutirer par les
» pores exhalans. »

Chaque parole de mon ami éclairoit mon esprit, fortifioit mon espoir, et portoit la joie dans mon cœur.

Je lui témoignai ma reconnoissance ; nous fixâmes l'instant de notre réunion ; et j'emportai la conviction intime de sauver mes deux malades.

Quand je fus seul et livré à mes propres réflexions, tout ce que m'avoit dit cet estimable médecin vint se représenter à mon esprit. J'étois étonné tout à la fois, et des nombreuses connoissances qu'exige l'art de guérir, et de la facilité avec laquelle mon ami m'avoit démontré les principes de cet art. Son système sur la fièvre excitoit mon admiration ; c'étoit à mes yeux une découverte bien précieuse, et je fus enchanté d'avoir la permission de la publier avec la mienne. Il me sembloit que leur association répandroit un grand jour sur le plus utile des arts, expliqueroit la marche et les ressources de la nature, et plairoit à tous les amis de l'humanité. Voilà pourquoi j'ai usé de la permission qui me fut donnée; et mon seul regret est de ne pouvoir signaler à la reconnoissance publique ce trop modeste médecin.

Le soir du même jour où je l'avois quitté, je fus le chercher à l'heure indiquée, et nous fûmes voir le premier des deux malades qui devoient être le sujet de nos observations : quelle fut notre surprise ? Cet homme, dont vingt-quatre heures auparavant la médecine avoit désespéré, cet homme dont un principe morbifique étoit sur le point d'éteindre la vie, se soulève à mon aspect, me sourit, me tend la main, veut me parler, et verse des larmes plus expressives que tout ce qu'il auroit pu me dire. Il est guéri, monsieur, vous l'avez sauvé ! s'écria sa famille entière qui partageoit son émotion.

En ce moment les yeux de mon ami fixoient les miens; ils sembloient me dire :

Que vous êtes heureux! et je l'étois en effet
beaucoup.

Je tâtai le pouls de mon malade......
Comment le trouvez-vous, me dit le Docteur? bien foible, répondis-je, mais sou-
ple et régulier. Il le tâta lui-même, palpa
le ventre, fixa un regard attentif sur la
physionomie du malade; et se tournant
de mon côté : « Votre succès est certain,
mon ami. Qu'allez-vous faire à présent ? »
Je vais lever ce premier appareil, et en
poser un second; puis, je commencerai à
relever les forces du malade avec du bon
vin et un léger potage.

Quand j'enlevai l'appareil, il s'en exhala
des vapeurs extrêmement fétides, et nous
trouvâmes les jambes et les pieds surtout
couverts d'une transpiration abondante
qui se continua pendant plus de cinq minutes, jusqu'au moment où je fis la seconde application. On souleva le malade
à l'aide de quelques oreillers; il but avec
plaisir un demi-verre de vin de Bordeaux,

mangea un potage, parla un peu, nous assura qu'il ne sentoit plus aucun mal, et me pria de revenir le lendemain.

Quand nous fûmes remontés en voiture, mon ami me prit la main : « Tout » ce que je vous ai dit se réalisera, me » dit-il. Cette cure étonnante en est un » garant ; et je brûle du desir de voir votre » jeune militaire. »

Nous le vîmes le lendemain matin. Mon ami se fit répéter lui-même la cause première de la maladie, l'époque de la répercussion, celle où commença la démence, et ses progrès successifs ; il s'assura également que le malade n'avoit jamais ressenti d'affections goutteuses ni rhumatismales : et je levai l'appareil. Il ne nous présenta rien d'extraordinaire, et n'avoit produit d'autre effet que de fortes exsudations, un léger assoupissement et quelques douleurs à la plante des pieds. J'en posai donc un second, et nous nous retirâmes.

« Ne vous étonnez pas, me dit le Doc-

» teur, si votre remède n'a pas sur ce ma-
» lade une action aussi prompte que sur
» celui que nous avons vu hier.

» La cause qu'il attaque est plus ancienne
» et beaucoup plus intense ; elle s'est réfu-
» giée dans la cavité la plus éloignée du
» point où vous la voulez attirer, et doit
» conséquemment opposer plus de résis-
» tance à l'action de votre topique. Mais
» ne vous découragez point : je serois bien
» trompé si le succès ne couronnoit pas
» vos efforts. »

L'espoir de mon ami se réalisa en effet
après la quatorzième application. Les premières déterminèrent d'assez fortes douleurs, les exsudations furent considérables;
mais à la cinquième, les jambes se couvri-
rent de boutons; le sommeil revint, le
calme se rétablit peu à peu; et le quinzième
jour, ce brave militaire eut recouvré sa
raison et sa santé premières.

Trois applications suffirent à l'autre malade, pour le guérir parfaitement. Ces deux

succès firent à mon ami, autant de plaisir
qu'à moi-même, et il en tira la conséquence
que mon remède pouvoit dompter toutes
les maladies qui ont pour cause un principe délétère; si surtout on l'attaquoit
avant qu'il eût acquis une trop grande intensité, ou déterminé ces affections chroniques dont l'art triomphe si rarement.

Mais, dis-je à mon ami, si jamais la
fièvre est reconnue par vos confrères comme
le moyen le plus puissant contre les maladies, et qu'ils se décident à diriger ses
efforts selon le vœu de la nature, ils n'auront pas besoin de mon remède.

« Pourquoi non ? Votre remède est
» plus actif et en même temps moins
» dangereux que toutes les ressources de
» l'art de guérir. Les synapismes irritent
» la fibre nerveuse, et portent rarement
» assez loin leur puissance attractive ; les
» vésicatoires blessent la peau, affectent
» les voies urinaires, manquent souvent
» leur but, et quelquefois jettent le trouble

» dans les efforts de la nature; quelque-
» fois même ils augmentent la perversion
» des humeurs, interrompent leurs sécré-
» tions, et causent des désordres funestes.
» Les moyens plus actifs, comme la pierre
» à cautère, l'eau bouillante et le feu , ne
» sont que d'affreuses tentatives presque
» toujours inutiles, et que l'art n'auroit
» jamais dû disputer aux cruels inventeurs
» de la torture.

» Votre remède, au contraire, ne tour-
» mente point les nerfs, ne déchire point
» la peau, ne l'affecte pas même de la
» moindre rougeur; et, s'il y détermine
» une éruption nécessaire , il la fait dispa-
» roître aussitôt. Son action, plus prompte
» et plus sûre, s'étend jusqu'au fond des
» cavités les plus éloignées; elle mobilise,
» elle attire l'humeur la plus tenace, et lui
» fraie, en même temps, une issue assurée
» par les exutoires cutanés.

» Je ne doute donc point qu'un jour
» votre précieux remède ne soit adopté

» par tous les gens de l'art, comme un
» moyen infaillible d'éloigner le principe
» morbifique des viscères essentiels à la
» vie, et de triompher de ces nombreuses
» maladies toujours plus ou moins rebelles,
» et que l'impuissance des moyens connus
» métamorphose trop souvent en affections
» chroniques incurables.

» Alors, mon ami, l'art de guérir sera
» singulièrement simplifié, les secours
» pharmaceutiques à peu près inutiles, et
» l'humanité sentira tout le prix de votre
» découverte ; alors la médecine du bon
» sens vaudra bien la médecine scientifique;
» et la nature elle-même n'aura besoin
» de soulever la fièvre, que pour annoncer
» le principe ennemi qui aura troublé son
» harmonie.

» De combien de douleurs vous aurez
» délivré l'espèce humaine! Que de gens
» vous devront la vie et la santé! Que
» votre nom..... »

Y pensez-vous, mon ami! Vous m'avez

défendu de vous louer, et vous me comblez
d'éloges que je suis bien loin de mériter,
puisque je ne dois ma découverte qu'à la
nécessité.

« En est-elle moins précieuse, mon
» ami! Et n'est-ce donc rien de savoir
» tirer un si grand parti de la nécessité!
» Que de médecins, que de savans, que
» d'hommes célèbres ont eu la goutte,
» sans pouvoir combiner les moyens de
» la détruire! Et votre simple bon sens
» médical vous a fait trouver ce qu'ils ont
» inutilement cherché. Nous avons par-
» couru ensemble les savantes recherches
» qui ont été faites, depuis Hypocrate
» jusqu'à nous, et cependant Aretée,
» Galien, Célius, Aurilianus, Celse, Ori-
» base, Asclépiade, Andromachus, Ac-
» tius, Tralles, Alexandre, Paracelse,
» Vaulselmont, Sennert, Tachinius Sil-
» vius, Deléboe, Fernel, Boërhaave,
» Sydenham, Liger, Musgrave, Dussault,
» Cullen, Barthès, Alphonse Leroy et

» tant d'autres, n'ont fait, comme l'a dit
» Alphonse Leroy lui-même, qu'une en-
» cyclopédie de remèdes qui ont tous
» échoué contre cette maladie dont vous
» triomphez si facilement : et vous ne
» voulez pas que j'applaudisse à une aussi
» heureuse découverte ! »

Non, mon ami : je préfère que vous
m'aidiez à en tirer le plus d'avantage
possible, et il me tarde d'avoir une occasion nouvelle de faire encore avec vous
quelques observations. Mais à quoi réflé-
chissez-vous donc ?

« Pradier, vous aimez la franchise, et
» je vais vous prouver la mienne. Dites-
» moi : Quelles sont les raisons qui vous
» déterminent à ne donner aucune bois-
» son, à ne prescrire aucun régime à vos
» malades, dans les premiers jours de
» votre traitement, et à leur conseiller des
» vins généreux, des bouillons succulens,
» de la nourriture même, aussitôt que votre
» remède commence à ramener le calme ? »

Votre question me fait plaisir, mon ami ; mais vous connoissez mieux que moi les raisons qui me font agir ainsi.

« Je les soupçonne ; mais veuillez me » les expliquer. »

Volontiers. Dans les premiers jours du traitement, je ne conseille aucune boisson, dans la crainte qu'elle ne dérange les efforts de la nature déterminés par mon remède, et que d'ailleurs ma propre expérience m'en a démontré l'inutilité. C'est encore d'après ma propre expérience que je ne soumets le malade à aucun régime, et que je le laisse libre d'obéir à l'appétit qui se fait naturellement sentir ; mais, quand mon remède a agi sur les viscères des grandes cavités, quand il en a éloigné le principe ou l'humeur ennemie, quand la nature arrête ses efforts et que la foiblesse commence, il me semble essentiel de ranimer les forces, de rendre du ton au système nerveux, d'envoyer au sang quelques sucs nourriciers ; et, pour cela, je pré-

fère les vins généreux, parce qu'ils sont antiputrides ; et les boissons succulentes, les
légers potages, parce qu'ils sont faciles à
digérer, et doivent fournir des sucs doux et
régénérateurs. Si quelquefois je permets
une nourriture plus substantielle, c'est
quand les voies digestives ont été moins
fatiguées, et que l'état du malade m'y
autorise.

Telles sont, mon ami, les raisons qui
me déterminent, et je les puise, ou dans
ma propre expérience, ou dans ma médecine du bon sens.

« Vos raisons sont bonnes, reprit le
» docteur ; mais voyez-vous les avantages
» qui résulteront de l'emploi de votre re-
» mède ? Plus de ces diètes forcées dont
» l'effet le plus ordinaire est d'appauvrir
» le sang, d'épuiser les humeurs, d'af-
» foiblir inconsidérément la nature, de
» corrompre les liqueurs digestives, et de
» jeter l'estomac dans une débilité quel-
» quefois bien funeste ; plus de ces régimes

» sévères plus capables de prolonger que
» d'arrêter une maladie ; et ce sont là des
» avantages inappréciables. Mais qu'il fau-
» dra de temps pour qu'on admette un
» pareil système, pour qu'on renonce à
» ces vieilles habitudes consacrées par tant
» de siècles, pour que tant d'erreurs fas-
» sent place à la vérité ! Que cette mé-
» thode si simple et si naturelle trouvera
» d'incrédules ! qu'elle fera de mécontens !
» qu'elle aura d'ennemis ! »

Tout ce que me disoit mon ami, m'in-
téressoit vivement ; mais je me rappelai
qu'en m'expliquant le mécanisme de la
fièvre, il m'avoit promis de m'en expliquer
aussi quelques épiphénomènes, et je l'en
priai.

« Ce que vous me demandez, mon cher,
» a peu de rapport avec ce que nous disions ;
» mais vous aurez peut-être quelque plaisir
» à l'entendre, et je vais acquitter ma pro-
» messe :

» Les fièvres en général, et surtout les

» intermittentes, offrent plusieurs épiphé-
» nomènes qui ont singulièrement embar-
» rassé les observateurs. La régularité du
» retour des paroxismes fébriles, le frisson,
» la chaleur qu'éprouve le fébricitant, sont
» des problèmes dont personne encore n'a
» donné la solution.

» Scaliger, l'un des plus savans hommes
» de son siècle, disoit un jour, qu'il y avoit
» trois choses au-dessus de sa conception :
» *la mémoire des premières affections, le*
» *flux et reflux de la mer, et l'intermit-*
» *tence des fièvres.*

» Si Scaliger ressuscitoit, il seroit
» fort étonné du progrès des sciences ; et
» je crois cependant qu'il douteroit de
» plus de trois choses encore ; mais,
» s'il me demandoit la cause de l'inter-
» mittence des fièvres, voici ce que je lui
» répondrois : Acquérez d'abord la cer-
» titude que bien que la fièvre soit un
» mal, elle n'est pas une maladie, mais
» bien le symptôme des maladies, le re-

» mède, l'unique ressource de la nature ;
» étudiez le mécanisme et l'action de cet
» effort salutaire ; assurez-vous de la cause
» qui le détermine, et vous allez conce-
» voir la raison de son intermittence.

» Une cause quelconque a soulevé la
» fièvre ; cette fièvre est tierce, quarte
» ou autre, n'importe : elle est intermit-
» tente, et nous ne cherchons que le
» pourquoi de cette intermittence.

» La nature avertie, par la douleur,
» de la présence d'un principe ennemi,
» a mis la fièvre en jeu pour l'expulser
» ou l'anéantir. Le premier effort arrive,
» le malade s'agite, il souffre, tout son
» être est tourmenté ; l'accès se termine,
» et le malade reprend son état naturel,
» jusqu'au second paroxisme qui revien-
» dra sans doute à l'époque indiquée par
» l'espèce de fièvre.

» Que s'est-il passé dans ce premier
» accès ?

» La nature a fait un effort pour pous-

» ser, du centre à la surface, la matière
» fébrile, le principe hétérogène qui
» troubloit son harmonie ; la vibration
» nerveuse et la contraction musculaire
» ont activé les circulations ; tous les li-
» quides poussés du centre par ce mou-
» vement intestin, se sont portés à la sur-
» face, afin d'entraîner avec eux la ma-
» tière ennemie ; mais cette matière, plus
» ou moins tenace, a résisté à cet effort.
» Elle a bien été déplacée, elle a bien
» obéi au mouvement général ; mais elle
» n'a pu s'échapper par aucune issue ; et
» à mesure que l'effort a cessé, elle a in-
» sensiblement regagné son premier siége.

» Dès qu'elle y manifestera sa présence,
» par la même sensation douloureuse qui
» a déterminé le premier accès, le second
» aura lieu ; et il en sera de même jusqu'à ce
» que l'humeur fébrile, suffisamment at-
» ténuée et mobilisée, soit enfin obligée
» de s'échapper par un des excrétoires.

» Telle est la raison des intermittences

» de la fièvre. Or , il est facile de deviner
» ce qui rend ses accès périodiques.

» Le temps de l'intermittence est celui
» qu'occupe la nature à rassembler de
» nouvelles forces , pour faire un second
» effort. C'est aussi le temps dont profite
» la cause ennemie pour regagner son
» premier siége : mais , aussitôt qu'elle y
» aura pris place , la fièvre se soulèvera de
» nouveau.

» L'intervalle des paroximes se mesure
» donc par le degré d'énergie atteint par
» la fièvre , et par l'intensité du principe
» ennemi. Plus la fièvre a été forte , plus
» la cause a été éloignée de son siége , plus
» aussi l'accès suivant sera retardé , parce
» qu'il faudra plus de temps à cette cause ,
» pour revenir à son point de départ. La
» nature mobilise facilement le principe
» qui constitue une fièvre tierce , par la
» raison que ce principe , moins délétère ,
» détermine une contraction centrifuge
» moins forte , et que l'humeur fébrile ,

» plus mobile, regagne plus tôt aussi son
» premier siége. Dans la fièvre quarte au
» contraire, les paroxismes sont plus vio-
» lens, par la raison que la cause ennemie
» se compose d'un principe plus perver-
» sif ; et l'intensité de cette cause, ralen-
» tissant son retour, met plus d'intervalle
» entre les accès fébriles.

» Ainsi s'expliquent aisément toutes les
» fièvres intermittentes. La raison de leur
» durée se tire des moyens qu'a la nature
» de soulever une fièvre plus ou moins
» forte, de la ténacité du principe ennemi,
» et de la facilité plus ou moins grande
» avec laquelle les mouvemens fébriles
» auront disposé les excrétoires naturels à
» ouvrir un passage à l'humeur perturba-
» trice. Aussi, les paroxismes se re-
» nouvellent-ils jusqu'à ce que la matière
» morbifique soit assez atténuée, assez
» mobilisée ; jusqu'à ce que la voie par
» laquelle la nature doit s'en débarrasser,
» soit assez libre pour lui offrir une

» issue ; et alors arrive l'accès critique,
» le dernier effort qui triomphe, et après
» lequel tout rentre dans l'ordre. Reste la
» foiblesse bien naturelle après de tels
» efforts ; et, plus ceux-ci ont été violens,
» plus la première est grande : c'est l'ato-
» nie, c'est le moment où l'art doit, avec
» sagesse, réparer graduellement les forces
» du malade, et fournir à son sang les
» substances les plus homogènes, les plus
» convenables à la nature de son tempéra-
» ment. C'est le moment où la prophylac-
» tique doit répandre ses bienfaits, et
» assurer au convalescent une santé du-
» rable ; mais, quelqu'essentielle que soit
» cette partie de l'art de guérir, c'est peut-
» être la plus négligée.

» Telle est, mon ami, la solution d'un
» des plus intéressans problèmes des fiè-
» vres intermittentes ; il me reste à vous
» rendre raison du frisson et de la chaleur
» qui ont lieu pendant les paroxismes, et
» je vais le faire en peu de mots. Je vous

» aï dit que, dans un accès de fièvre, la
» vibration nerveuse et la contraction mus-
» culaire opéroient une pression sur les
» vaisseaux de la circulation et sur toutes
» les cellules humorales, ce qui forçoit
» les liquides à gagner la surface.

» Or, s'il est vrai que le sang soit un prin-
» cipe de chaleur et de vie, plus le centre
» en est privé, plus le froid interne doit se
» faire sentir, et plus la surface doit offrir
» de chaleur; mais quand l'effort commence
» à diminuer, les liquides tendent à re-
» prendre leur équilibre, la chaleur devient
» générale, la fibre se détend, les transpira-
» tions s'établissent, tous les exutoires s'en-
» tr'ouvrent ; et voilà le second état où
» reste le malade, jusqu'à ce que tout
» soit rentré dans l'ordre.

» C'est ainsi que se résolvent tous ces
» problèmes; et c'est le résultat naturel de
» la définition que je vous ai donnée de la
» fièvre : définition qui doit avoir acquis,
» à vos yeux, toute la justesse possible.

C'est vrai, mon ami ; vous m'avez parfaitement convaincu : mais expliquez-moi,
de grâce, comment il arrive qu'on meurt
quelquefois dans un accès de fièvre ?

« Cela est facile à vous expliquer : la
» fièvre, dans ses efforts, tend à disposer
» les exutoires à ouvrir un passage à l'hu-
» meur ennemie, en même temps qu'elle
» l'atténue assez pour filtrer par les pores
» exhalans, ou se précipiter par le rectum,
» ou s'échapper par les voies urinaires, ou
» s'arrêter à la surface, sous la forme d'une
» plaie quelconque.

» Mais il peut arriver que les ressorts de
» la fièvre soient inhabiles à seconder son
» action, ou que les exutoires ne se prêtent
» point à ses vues, ou qu'elle s'égare dans
» ses efforts, ou qu'elle soit contrariée,
» ou que, par une métastase funeste,
» l'humeur fébrile soit portée sur un vis-
» cère dans lequel elle surprend et terrasse
» le principe de vie.

» Ce dernier cas arrive le plus fréquem-

» ment, parce qu'on néglige trop souvent
» l'usage des moyens dérivatifs, surtout
» au commencement des maladies.

» Voilà les différentes causes qui peu-
» vent frapper de mort pendant un pa-
» roxisme ; mais la prudence et la saga-
» cité des médecins doivent prévoir et
» éviter ces dangers : c'est à peu près là
» que se borne l'art de guérir, qui n'est,
» selon moi, que l'art d'aider la nature à
» guérir. C'est à lui de diriger la fièvre
» qui est le grand moyen de guérison. Si
» la fièvre n'est plus, l'art doit remplacer
» la nature ; mais alors, qu'il est foible !
» que ses triomphes sont rares ! C'est en
» pareil cas qu'un médecin sage et judi-
» cieux s'est écrié : *Que ne puis-je donner*
» *la fièvre !*

» De ce que je viens de vous dire, mon
» ami, résulte une conséquence naturelle:
» c'est que l'antique erreur des gens de
» l'art sur la fièvre, a produit une foule
» de maux incalculables. Combien de mé-

» tastases funestes, de dépôts critiques, de
» congestions fatales! Et ce sont encore là
» les moindres dangers; car la mort est
» souvent la conséquence inattendue de
» l'emploi inconsidéré de la saignée, des
» émétiques, des purgations et du quin-
» quina : armes trop fréquentes de la plu-
» part des médecins.

» Si le mal de tête a lieu, si les pommettes
» se colorent, si le pouls est plein, élevé
» ou lent dans ses pulsations; vite on ouvre
» la veine.

» Si le malade a des nausées, des pe-
» santeurs d'estomac, la bouche amère; on
» ne balance pas à lui administrer un vo-
» mitif.

» Si la langue est saburrale, la bouche
» mauvaise, l'appétit dérangé, on en con-
» clut que le mieux est de purger, et on
» purge, on repurge, jusqu'à ce que la
» langue, échantillon si équivoque, ait
» repris sa couleur naturelle.

» Ainsi, on s'attache aux symptômes,

» on cherche à les détruire, au lieu de les
» mettre à profit pour étudier la cause de
» la maladie, et l'attaquer avec succès. Que
» penseriez-vous, mon ami, d'une troupe
» de soldats qui tireroient sur l'aigrette ou
» les broderies d'un général ennemi, dans
» le dessein de le vaincre? Quand ils au-
» ront détruit les signes qui pouvoient le
» faire reconnoître, il échappera à leurs
» recherches, donnera ses ordres avec plus
» de sécurité, et triomphera lui-même de
» ceux qui ne se sont appliqués qu'à le
» rendre invisible.

» L'inflammation est un des premiers
» symptômes des maladies; c'est le carac-
» tère de leur première période. Pourquoi
» donc s'en étonner?

» L'atonie qui en signale la seconde pé-
» riode, amène ordinairement dégoût,
» inappétence, saburre, trouble des fa-
» cultés digestives... Mais est-ce donc une
» raison d'émétiser ou de purger? Doit-on,
» au moment même de l'atonie, exiger

» un nouvel effort de la nature, et l'ex-
» poser à une foiblesse plus grande en-
» core ? Non, mon ami ; on ne peut que
» troubler l'harmonie de la nature, et
» concentrer l'humeur fébrile. En géné-
» ral je regarde les purgatifs comme ab-
» solument inutiles, et par conséquent
» comme essentiellement nuisibles ; car
» ils ne produisent aucun bien, et peu-
» vent faire beaucoup de mal; outre qu'ils
» dirigent les mouvemens de la surface
» au centre, tandis que la fièvre les im-
» prime du centre à la surface, ils peuvent
» troubler les coctions critiques, et déter-
» miner une funeste métastase au moment
» où la nature en médite une salutaire.

» La saignée, l'émétique et les purga-
» tions sont donc des armes bien dange-
» reuses, quand la nécessité n'en com-
» mande pas l'usage, quand l'emploi n'en
» est pas bien raisonné, quand la pru-
» dence ne les dirige pas.

» L'usage inconsidéré du quinquina

» n'est peut-être pas moins funeste. Un
» grand tort que je reproche secrètement à
» beaucoup de médecins, c'est de saisir
» les momens d'intermittence pour gorger
» leurs malades de cette substance étran-
» gère, dans le dessein d'arrêter les pa-
» roxismes. Eh ! qui donc chassera l'hu-
» meur fébrile, si la fièvre est domptée ?
» A-t-on un moyen de la neutraliser ?
» Que deviendra-t-elle donc ? Elle éten-
» dra ses ravages, elle éteindra le principe
» de vie, ou elle se concentrera, elle se
» jettera sur un viscère, sur une articu-
» lation ; et le moindre des dangers sera
» une de ces maladies chroniques, filles
» de l'art, et si souvent son écueil. »

Ici, je crus devoir interrompre mon
ami. Permettez-moi, lui dis-je, une
simple objection : N'existe-t-il pas des
fièvres dont le principe se développe avec
tant d'énergie et d'activité, que, sans le
prompt usage du quinquina, tous les efforts
de la fièvre sont inutiles ?

« Cela est vrai, mon ami, et n'est même
» pas rare, surtout en automne, et vous
» savez pourquoi; mais c'est dans les fiè-
» vres dont le principe est essentiellement
» délétère et contagieux. Alors, sans doute,
» deux raisons puissantes doivent déter-
» miner le médecin à agir promptement
» et avec des moyens énergiques : la pre-
» mière, c'est la nature même du prin-
» cipe ; la seconde , c'est que sa marche
» perversive est si rapide, que l'art n'a pas
» toujours le temps de s'opposer à ses ra-
» vages. Il faut donc l'attaquer sur-le-
» champ , et le combattre de front , avec
» les toniques antiputrides les plus con-
» venables, avec le quinquina surtout , qui
» en est le véritable alexitère. Cependant
» qu'on n'imagine pas avoir guéri, parce
» qu'on a triomphé de la fièvre : ce se-
» roit une grande erreur. Le principe pu-
» tride contagieux qui constituoit la ma-
» ladie, a été anéanti par le quinquina,
» qui est le prince des antiputrides ; mais

» si l'on domptoit la fièvre avec de l'huile
» ou de l'eau fraîche, à coup sûr on eût
» employé l'un de ces deux liquides pour
» vaincre, et cette victoire eût coûté la
» vie au fébricitant.

» Ce cas excepté, on doit réserver le
» quinquina pour relever le ton de la
» fibre, ou arrêter la fièvre devenue inu-
» tile ; car il arrive quelquefois que, même
» après l'expulsion de l'humeur ennemie,
» la fièvre agit encore, comme la corde
» de l'arc vibre encore, après que le trait
» est lancé.

» Quand donc on sera convaincu qu'il
» faut respecter cet effort de la nature, on
» sera beaucoup plus économe de quin-
» quina ; et, pour modérer l'action fé-
» brile devenue trop forte, ou même l'ar-
» rêter, devenue inutile, on se contentera
» de nos propres productions, telles que
» l'écorce d'orange, la camomille, la cen-
» taurée, la sauge, l'absinthe, la ger-
» mandrée, les racines d'énula-campana, de

» gentiane, etc., qui, associées à un véhi-
» cule convenable, suffiront sans doute
» pour remplir un but aussi facile. »

Ces différentes dissertations me paru-
rent si intéressantes, elles offroient à mon
bon sens médical un ensemble si par-
fait, si bien raisonné; j'y trouvois de si
fortes preuves de l'utilité de ma découverte, qu'une seconde fois je réclamai,
de mon ami, la permission de publier ses
idées avec les miennes.

« Je vous le permets avec plaisir, me
» dit-il; mais toujours à cette condition
» que mon nom n'échappera ni de votre
» plume, ni de votre bouche. »

Et pourquoi cette réserve, mon ami?

« Par la raison même que je suis mé-
» decin.... c'est vous en dire assez; mais,
» si mon système sur la fièvre vous paroit
» aussi juste, aussi vrai qu'à moi-même,
» ne craignez pas de le publier. S'il est
» erroné, Paris ne manque pas d'hom-
» mes instruits qui en donneront la preuve,

» et qui du moins se plairont à louer la
» pureté de mes intentions.

» J'espère, au reste, qu'étayé des in-
» téressantes pages que vous pouvez écrire
» sur votre découverte, mon système,
» bon ou mauvais, trouvera plus d'indul-
» gence. D'ailleurs, on a le droit de tout
» dire, quand on plaide aussi sincère-
» ment la cause de l'humanité. »

Ces dernières paroles de mon ami me
décidèrent à composer cet ouvrage, et à
le livrer au public, avec d'autant plus de
confiance, que la pureté de mes sentimens
devenoit l'égide de ma franchise et le pal-
liatif des erreurs qui pouvoient résulter de
mon inhabitude à transmettre par écrit mes
idées, surtout sur un sujet aussi difficile.

Cependant mon remède obtenoit chaque jour de nouveaux succès, et chaque
jour, je recueillois les observations nouvelles que me présentoit l'immense variété
des affections goutteuses. Le succès étoit
toujours la première et la plus douce ré-

compense de mes travaux ; mais j'aspirois
au plaisir de les étendre à ces gouttes compliquées dont plusieurs exemples m'avoient
déjà donné tant de satisfaction. J'aurois
même desiré faire l'application de mon
remède sur quelques sujets atteints de ces
maladies aiguës dont le principe m'avoit
été si bien expliqué par mon Docteur.
Mais je n'étois pas docteur, moi-même ;
mon ami ne pratiquoit plus la médecine ;
j'avois ouï dire que les gens de l'art se
moquoient de ma découverte, me traitoient de *charlatan*, et renioient l'action
de mon topique, quoique plusieurs d'entre eux en eussent été témoins. Tout cela
m'embarrassoit ; je fus consulter mon ami.

Après lui avoir exposé toutes les raisons de mon embarras : Me seroit-il bien
difficile, lui demandai-je, de me faire recevoir docteur en médecine ?

« Oui et non , me dit-il en souriant.
» Rien ne vous seroit plus facile en effet,
» si , fort de votre bon sens médical et des

» connoissances dont vous l'avez enrichi,
» vous pouviez vous exprimer en mots
» techniques. Mais la plupart de ces mots
» vous sont inconnus, et ils sont ce qu'il
» y a de plus essentiel pour un récipien-
» daire.

  » La médecine du bons sens et la mé-
» decine scientifique sont deux sœurs qui
» ne parlent pas le même langage, et qui
» sont trop rarement d'accord. L'une est
» simple, modeste, et soumise; l'autre
» est parée, fière, impérieuse. L'une parle
» peu et réfléchit beaucoup; l'autre, trop
» riche d'expressions et trop pauvre de
» pensées, abonde en paradoxes de toutes
» espèces, en sophismes de tout genre.
» L'une a pris naissance dans l'île de Cos :
» c'est une de ces beautés graves dont la
» douce mélancolie inspire le respect,
» mais dont les traits réguliers ne plaisent
» pas à tout le monde. Elle eut cependant
» des courtisans célèbres ; et de nos jours
» encore elle a quelques amis.

» J'ignore où naquit l'autre : elle res-
» semble à ces beautés vives et piquantes
» dont la physionomie, quoique irrégu-
» lière, offre un ensemble flatteur, sans
» qu'on puisse dire pourquoi, sans qu'on
» sache même à quoi l'attribuer.

» Aussi a-t-elle une foule d'adorateurs
» au nombre desquels j'osai me mettre un
» jour. Je savois alors beaucoup de mots
» et peu de choses ; j'avois un babil qu'on
» trouvoit aimable, et dont je rougirois
» à présent : je fus admis. Mon amour-
» propre en eût été flatté, si je n'avois pas
» vu recevoir, comme moi, quelques en-
» fans de Plutus qui ne savoient ni mots ni
» choses : mais tels sont les caprices de la
» coquette.

» Quand j'eus appris à la bien connoî-
» tre, je vis tous ses défauts, et je ne fus
» point étonné de sa mésintelligence avec
» sa sœur. Cependant je crus devoir en-
» treprendre de les réconcilier ; mais j'eus
» lieu de m'en repentir, et j'abandonnai

» l'une pour faire ma cour à celle que je
» chéris encore, et qui peut compter sur
» ma fidélité comme sur ma reconnois-
» sance.

» Voilà, mon ami, une partie des rai-
» sons qui rendent votre admission dif-
» ficile. Ajoutez-y la réputation que vous
» dites avoir parmi les gens de l'art; joi-
» gnez-y l'entêtement de l'incrédulité, les
» efforts de la jalousie : et convenez que
» voilà plus d'obstacles qu'il n'en faut pour
» vous décourager. »

Oh! beaucoup trop en effet...... Docteur...., nous serons toujours amis, mais
nous ne serons jamais confrères.

Sa réponse fut trop honnête pour que
je la répète ici ; mais elle me consola en
quelque sorte, et j'en fus quitte pour renoncer au droit de voir isolément des
malades non goutteux.

Pouvois-je m'attendre alors, pouvois-je
soupçonner qu'on prenoit sourdement les
moyens de m'empêcher même de voir

ceux dont mon remède assuroit la guérison? Tout-à-coup j'apprends qu'on m'a
dénoncé comme exerçant un art auquel
j'étois étranger; et bientôt je reçois, de
la part de M. le préfet de police, l'ordre
écrit de cesser, à l'instant même, de donner mes soins, soit aux malades que j'a-
vois, soit à ceux que je pourrois avoir.

Voilà ce que c'est de n'être pas docteur : on n'a pas même le droit d'arracher
l'humanité à des douleurs que la médecine
juge incurables.

Non, je ne le cache point : cette défense excita mon indignation. Quoi! m'é-
criai-je dans ce premier moment de co-
lère, parce qu'il me manque un titre, on
me défend de guérir, et tant de gens ti-
trés assassinent impunément! Vous tous
que j'ai traités, vous dont j'ai calmé les
douleurs, vous qui me devez le repos, la
santé, la vie, que ne parlez-vous! Que
tardez-vous à prendre ma défense, à proclamer la vérité ! ....

Tout en faisant ces exclamations, j'ar-
rivai chez mon ami.

« Qu'avez-vous donc, me dit-il? Qui a
» pu altérer votre gaité naturelle ? »

Lisez, mon ami, lisez.

« Je m'y attendois, reprit-il, et j'ai eu
» vingt fois l'envie de vous en prévenir ;
» mais j'espérois qu'avant de vous faire
» une pareille défense, on prendroit d'exac-
» tes informations sur votre conduite mé-
» dicale et sur les effets de votre remède.
» L'intérêt de l'humanité, celui de l'art
» de guérir, l'estime due à un officier
» français, les simples convenances même,
» tout me sembloit concourir à vous met-
» tre à l'abri de cette interdiction dont on
» use ordinairement avec tant de réserve.

» Cependant, mon ami, que cela ne
» vous offense point : l'Ecole de Médecine
» ne sauroit être trop sévère contre cette
» foule de charlatans qui, sous le prétexte
» illusoire qu'ils possèdent un remède se-
» cret dont l'infaillibilité est manifeste,

» abusent de la crédulité publique , et
» sont pour l'humanité des fléaux plus à
» craindre que la peste.

» Si donc elle vous a confondu avec
» ces vils imposteurs , c'est un tort invo-
» lontaire et fondé sur l'ignorance où elle
» est de vos principes, de votre prudence,
» et de l'étonnante efficacité de votre re-
» mède. Ce tort sera réparé : faites-vous
» connoître, mon ami, et justice vous
» sera rendue. Vous avez raison de faire
» un secret de votre découverte ; mais ce
» secret, vous pouvez le confier sans crainte
» à cette École respectable. C'est le seul
» moyen d'obtenir la permission de con-
» tinuer à répandre vos bienfaits ; c'est le
» meilleur pour imposer silence à la ca-
» lomnie ; c'est le plus sûr pour acquérir
» son estime et conserver celle que vous
» avez méritée à tant de titres. »

En recevant ces conseils de l'amitié ,
je sentois s'éteindre insensiblement les
mouvemens impétueux qui m'agitoient,

et bientôt j'eus assez de calme pour apprécier la sagesse de mon ami. J'avois
pourtant quelques objections à lui faire ;
mais, dans la crainte de perdre encore
mon sang-froid, je me contentai de lui
dire : Voilà ce que c'est de n'être pas docteur.

« Dites plutôt, reprit-il : Voilà ce que
» c'est d'être privé d'un titre ; mais suivez
» mon conseil ; soyez prudent, et tout
» s'arrangera. »

Cependant cette étrange défense me faisoit faire de pénibles réflexions. J'avois,
en ce moment, une vingtaine de goutteux,
dont le traitement étoit commencé, qui
tous comptoient sur leur guérison, et qu'il
falloit tous abandonner aux douleurs stimulées, aux chances d'un traitement suspendu, à la cruelle incertitude de pouvoir être guéris plus tard, au tourment
plus cruel encore d'être trompés, dans
l'espoir qui déjà rendoit la joie à toutes
leurs familles.

Je ne pouvois pas m'y décider, et je fis de nombreuses démarches, je tentai de nombreux moyens ; mais tout fut inutile : la seule chose que je pus obtenir, ce fut de continuer mes soins à M. R... d'A..., rue des Jeûneurs, n°. 11. Ce fut mon unique consolation.

Depuis plus de 27 ans, cet estimable malade étoit attaqué d'un rhumatisme goutteux dont les accès duroient toujours plusieurs mois, et qui l'avoit mis sept fois au lit de la mort.

Deux années auparavant, une attaque s'étoit portée sur le côté droit, et y avoit déterminé une hémiplégie qui avoit cédé, en deux heures, à deux grains d'émétique que lui avoit fait prendre M. le docteur Duchanoy.

Quelque temps après, le principe arthritique se manifesta d'une manière moins douteuse et plus énergique, par la rougeur, les douleurs articulaires, et quelques

tumeurs qui furent accompagnées de nodosités.

Tel étoit l'état du malade, lorsqu'il eut
assez de confiance en moi pour se livrer
à mes soins.

Son âge, son tempérament, sa constitution, l'irritabilité de ses nerfs, et la foiblesse générale où je le trouvai, me déterminèrent à user de mon remède avec beaucoup de ménagement.

Les premières applications furent peu
nombreuses, légèrement stimulées, et produisirent, pour unique effet, de diminuer
la durée de l'accès.

Les secondes furent plus multipliées,
plus aiguisées, et elles circonscrivirent
l'attaque à neuf jours.

Au troisième traitement, qui eut lieu
quinze mois après le premier, le principe
goutteux s'étoit porté sur la poitrine. Le
cas étoit pressant : je fis une application
sur le bras, et les lobes pulmonaires furent débarrassés. Ensuite je fis de nou-

velles applications sur les jambes ; le principe y fut attiré ; l'attaque dura trois jours,
et le malade fut guéri.

Mais il falloit s'assurer entièrement de
la guérison. Heureusement j'avois affaire
à un homme instruit, ami éclairé de la
médecine du bon sens, et il voulut bien
prolonger l'usage de mon topique jusqu'à quarante jours, pendant lesquels il
vit diparoître les nodus que la goutte avoit
formés.

Depuis lors, et jusqu'au moment où
j'écris, M. R... d'A... a joui d'une santé
parfaite, et a bravé toutes les variations
du temps, sans avoir autre chose que de
légers souvenirs qu'il dissipe aussitôt avec
quelques applications.

Pendant ces entrefaites, je me déterminai à tout ce qu'on exigeoit de moi,
dans l'espoir que j'obtiendrois enfin la
permission de donner mes secours à tant
de malheureux qui les attendoient. Je
confiai donc mon secret à l'École de Mé-

decine, qui nomma une commission par-
ticulière pour examiner mon remède et
constater sa propriété.

La considération publique dont jouis-
soient les membres de cette commission,
m'inspira la plus grande confiance, et j'appris avec plaisir qu'on alloit faire l'expérience de mon topique. On la fit, en effet.
C'étoit au commencement de l'année 1808,
et les expériences furent continuées jusqu'en 1809: après quoi, l'un des membres
de la commission fit son rapport à l'Ecole
de Médecine. On avoit fait, avec moi ou
sans moi, un assez grand nombre d'épreuves; les observations et les faits étoient con-
signés dans des procès-verbaux déposés au
secrétariat de la Faculté, et le rapport fut
imprimé, mais à un si petit nombre d'exemplaires, que le public, surtout dans les
départemens, n'en auroit absolument rien
su, si les ministres quotidiens de la renommée n'avoient pas eu la complaisance
de l'en instruire.

Cependant, ce rapport fut ensuite réimprimé, avec des réflexions supplémentaires; et il deviendra bientôt le sujet de mes propres réflexions, parce que j'y ai trouvé quelques erreurs, plusieurs suppositions gratuites, et certaines dénégations fondées sur des faits absolument étrangers à la propriété de mon remède.

L'estime et le respect que j'ai pour l'illustre médecin qui a rédigé ce rapport, après avoir fait lui-même les expériences qui y sont mentionnées, ne me permettent pas de l'accuser d'une erreur volontaire; mais je dois à l'humanité, je me dois à moi-même, d'exposer avec franchise les objections que j'ai à faire sur ce rapport, et je laisse à mon bon sens médical le soin de s'expliquer.

Je ne pouvois plus en effet consulter que la médecine du bon sens. Mon Docteur avoit quitté la capitale; et, dans le nombre de ses confrères, je n'avois pas un ami assez intime pour lui ouvrir mon cœur, lui communiquer mes idées, et recevoir ses conseils.

Je fus donc réduit à mes propres forces, et je m'y fiai, parce que j'avois la conviction intime que le rapport fait à l'Ecole de Médecine différoit essentiellement des observations dont une longue expérience m'avoit prouvé la justesse.

Plus je relisois ce rapport, plus je le trouvois contraire à l'espoir dont je m'étois flatté. J'y rencontrois à chaque page, tantôt une réticence, tantôt un oubli ; là, un fait altéré ; ici, une narration incomplète ; plus loin, un doute ; et presque partout une certaine réserve qui peut-être étoit une prudence, mais qui blessoit mon amour-propre, et me sembloit blesser en même temps les intérêts de l'humanité.

J'étois et suis encore bien loin d'en accuser l'homme respectable qui a fait ce rapport : j'accusois la multiplicité de ses fonctions, qui ne lui avoit pas permis de mieux faire ; j'accusois l'influence qu'avoit

pu avoir la réputation au moyen de laquelle certains personnages me faisoient
passer pour un charlatan, etc. ; mais
j'en sentois mieux le besoin de me justifier et de plaider moi-même la cause
de mon remède.

Voici d'abord la description qu'en fait
M. le rapporteur :

« Un cataplasme émollient, faisant une
» enveloppe presqu'imperméable par sa
» viscosité, une teinture tonique et aro-
» matique, et une assez forte chaleur dont
» tout l'appareil est pénétré, constituent
» essentiellement les applications qui sont
» le seul moyen employé par M. Pradier.
» Il n'entre dans sa liqueur aucune subs-
» tance qui, par sa nature, puisse avoir
» un effet nuisible, et elle ne contient
» point non plus d'opium. »

On lit à la page suivante, article des
effets de mon remède, étrangers à la goutte:

« A la levée des appareils, on ne voit
» extérieurement aucune rougeur, point

» de cloches ou phlyctènes : l'épiderme
» est entier, la couleur de la peau est natu-
» relle; la peau elle-même est amollie,
» attendrie, humectée; la peau de la plante
» des pieds ou de la paume des mains est
» plissée, ridée, frippée.

» La surface des jambes et des pieds est
» couverte d'une exsudation humide, blan-
» châtre, plus ou moins abondante : une
» partie de cette exsudation se voit à la
» surface du cataplasme enlevé, une autre
» partie sur la surface de la peau; et, en
» passant par-dessus une lame de couteau,
» et pressant légèrement, on en enlève qui
» paroit être plus profondément accumu-
» lée dans les pores.

» Il faut cependant distinguer la ma-
» tière qu'on enlève ainsi, à la suite des
» premières applications, de celle qui se
» présente aux suivantes :

» La matière qu'on enlève d'abord est
» épaisse, blanche, et a la couleur et la
» consistance du suif amolli par la cha-

» leur : elle est formée des débris accu-
» mulés de l'épiderme , humectés par le
» cataplasme , et s'observe surtout à la
» plante des pieds où ces débris sont plus
» abondans que partout ailleurs.

» Il n'y a encore là rien de particulier,
» et le cataplasme peut seul produire tout
» cet effet.

» Dans les applications ultérieures (de
» mon remède) , l'exsudation devient plus
» humide ; elle est blanchâtre , et paroît
» bien distincte du cataplasme et de la
» liqueur ; elle augmente ordinairement
» en continuant le remède , et la sérosité
» que peut fournir alors la peau , devient
» assez abondante pour traverser le cata-
» plasme , mouiller les linges et les draps ,
» ce qui n'a pas lieu d'abord. Nous avons
» vu une personne chez laquelle , au bout
» d'un grand nombre de pansemens , la
» peau amollie s'est trouvée tellement
» perméable , sans être entamée ni dé-
» nuée de son épiderme , que, dans les

» intervalles des applications , elle ver-
» soit , par une transudation sensible sous
» la forme de gouttelettes , une sérosité
» qui humectoit les draps, et , en séchant,
» leur laissoit une roideur telle que l'au-
» roit pu faire , ou du blanc d'œuf , ou
» de la gomme. »

Cet exposé simple et véridique des premiers effets de mon remède , est une première preuve de son efficacité; car la différence est grande entre l'exsudation obtenue des cataplasmes privés de ma liqueur, et celle qui résulte des cataplasmes
qui en sont arrosés. Ceci commence, ce
me semble , à expliquer le pourquoi des
guérisons ; mais ce n'est pas ce qu'on cher-
choit à démontrer, et la preuve en est dans
ces réflexions qui suivent immédiatement :

« Il est difficile de séparer assez bien
» cette matière (celle extraite par l'effet
» de mon topique), et de la ramasser en
» assez grande quantité, pour en donner
» une analyse exacte. La liqueur qu'on

» peut recueillir étant évaporée, laisse
» très-peu de résidu ; mais, en examinant
» comparativement la surface d'un cata-
» plasme qui a reçu cette exsudation, et
» celle d'un autre qui n'a point été appli-
» qué, *et par conséquent ne la peut pas
» contenir*, on trouve entre les deux des
» différences sensibles, et dans le premier
» une quantité *notablement plus grande*
» de phosphate calcaire, et les caractères
» d'une matière animale. »

Ou mon bon sens médical me trompe, ou je dois conclure d'après lui, que les réflexions que je viens de citer sont pour le moins fort ambiguës.

On examine comparativement deux cataplasmes : l'un a été appliqué, l'autre non. La surface du premier s'est couverte d'une abondante exsudation ; le second n'a pu le faire... Tout ceci est on ne peut pas plus juste. En comparant ces deux cataplasmes, on trouve entre eux des différences sensibles.

Cela est encore tout naturel ; mais ce qui ne me semble ni juste ni naturel, c'est que ces différences consistent dans le plus ou moins de phosphate calcaire et de matière animale, trouvés, dit-on, sur ces deux cataplasmes.

Comment se fait-il donc que celui dont on n'a pas fait l'explication, présente (en moins, il est vrai) du phosphate calcaire, et des caractères d'une matière animale ? Quel que soit le *moins* qu'on suppose, d'où peut-il venir, puisque le cataplasme n'a approché ni de la jambe, ni du principe arthritique ? L'air astmosphérique seroit-il saturé de phosphate calcaire et de matière animale ? et le cataplasme auroit-il eu la propriété de les absorber ?

Voilà ce que ne conçoit pas mon bon sens médical, et je laisse à mes lecteurs le soin de le deviner ; mais, pour rendre ce problème un peu moins difficile, je vais transcrire le paragraphe qui le suit, et qu'on peut regarder comme son complément.

« Cette exsudation se fait sous le cata-
» plasme de graine de lin seul : elle se
» fait plus abondamment, *à ce qu'il nous*
» *a paru*, sous le cataplasme, sur lequel
» la liqueur a été répandue : elle a lieu
» chez les personnes *non atteintes de la*
» *goutte* ; mais chez les personnes gout-
» teuses, *il nous a semblé* qu'elle répan-
» doit une odeur plus nauséabonde : *ce-*
» *pendant* il est *difficile* de distinguer
» ici les différences qui résultent de la
» maladie, de celles qui proviendroient
» de la différente constitution des indivi-
» dus. Très-peu de personnes n'en ont
» point eu du tout ; alors le cataplasme se
» lève presque sec. Elle a été aussi abon-
» dante dans des individus *qui n'ont point*
» *été soulagés par le remède*, que dans
» ceux qui en ont retiré le plus d'avan-
» tages ; et, *en général*, il nous *paroît* qu'on
» *peut* la regarder comme de même na-
» ture que la transpiration qui se rassem-
» ble sous les enveloppes de taffetas gom-

» mé, ou de toute substance difficile-
» ment perméable, si ce n'est *peut-être*
» que l'humectation de la peau par un
» cataplasme visqueux et très - chaud,
» *peut* en augmenter beaucoup l'abon-
» dance. »

Il est, je crois, bien difficile de mettre
plus de réserve, plus de circonspection,
dans un rapport. Cependant de nombreuses expériences avoient déjà prouvé à
messieurs les rapporteurs, que l'action de
mon remède étoit suivie de succès qu'aucune autre application connue ne pouvoit
obtenir. Quant à moi j'étois parfaitement
convaincu (et je n'étois pas le seul) que
la transpiration qui se rassemble sous les
enveloppes de taffetas gommé, etc., étoit
non-seulement moins abondante, mais
d'une toute autre nature que l'exsudation
déterminée par la puissance attractive de
mon remède ; j'étois parfaitement convaincu que celle qu'on obtenoit des personnes non atteintes de la goutte, différoit

essentiellement de celle qui s'échappoit des personnes goutteuses , et que cette différence étoit caractérisée par autre chose que par une odeur plus ou moins nauséabonde. Mon simple bon sens médical ne trouvoit nulle difficulté à distinguer dans ces exsudations les différences qui résultent de la maladie (la goutte) , de celles qui proviennent de la différente constitution des individus.

Je partageois bien d'autres convictions non moins essentielles ; mais j'ignorois qu'il existât des individus (goutteux) qui n'eussent point été soulagés par mon remède ; et, de bonne foi , j'aurois desiré qu'on les eût nominativement désignés : je me serois volontiers chargé de leur guérison ; à moins cependant que ce ne soient de ces malades dont la main du temps a miné le principe de vie et paralysé les ressorts, ou chez lesquels le vice arthritique a désorganisé les articulations. Mais je ne pense point qu'on puisse reprocher à mon

remède de ne pas mouvoir ce qui ne peut
être mobile, ni de ne pas ranimer la
nature épuisée.

Toutefois, en rendant compte des autres
effets de mon topique, on ne tarde pas à
découvrir une vérité qui jette quelque jour
sur l'article précédent.

« Si l'on enveloppe les deux jambes, dit
» le rapport, l'une avec le cataplasme pré-
» paré à la manière de M. Pradier, et ar-
» rosé de sa liqueur, et l'autre avec un
» cataplasme de graine de lin simple et
» sans addition, la douleur se développe
» d'abord dans la jambe qui est couver-
» te du premier appareil, et non dans
» l'autre. Si on alterne, la douleur alterne
» aussi ; mais elle continue souvent d'a-
» voir lieu dans la jambe qui l'a déjà
» éprouvée : et celle qui, après avoir reçu
» en premier lieu le cataplasme simple,
» vient à être couverte du cataplasme ar-
» rosé de la teinture, l'éprouve plus prompte
» et plus vive, toutes choses égales, que si

» elle recevoit ce dernier appareil sans
» avoir précédemment été couverte de
» l'autre. Nous avons fait ces observations
» sans prévenir les personnes des change-
» mens que nous faisions, ni de la diffé-
» rence des appareils dont les jambes
» étoient enveloppées. Ainsi, nous nous
» sommes crus autorisés à attribuer le dé-
» veloppement de cette douleur, spéciale-
» ment à la réunion de la liqueur au ca-
» taplasme, et à penser que le cataplasme
» contribuoit d'ailleurs beaucoup moins
» à cet effet que la teinture aromatique
» dont il est recouvert. »

Voilà sans doute une différence bien
marquée entre les effets de mon remède
et ceux des cataplasmes simples : la douleur suit partout mon topique. Mais quelle
est cette douleur et quelle en est la cause?
« Elle est, dit-on, caractérisée par la sensation d'une chaleur brûlante qui se porte
spécialement à la plante des pieds et au
talon. Les malades en rapportent le sen-

timent dans l'épaisseur de la peau de ces parties, et rien extérieurement ne l'annonce. On ne voit ni rougeurs, ni phlyctènes, ni aucun signe apparent d'inflammation. Cette douleur est souvent tellement forte, qu'elle surpasse de beaucoup l'intensité des douleurs ordinaires de goutte articulaire, et elle devient *insupportable* au point que plusieurs goutteux ont mieux aimé *renoncer* au remède que de continuer à l'éprouver. Cependant on la modère *facilement* et *sûrement*, en interposant entre le cataplasme et la plante du pied seulement un linge fin ou une mousseline pliée en deux ou en quatre. »

Mais puisqu'en effet cette douleur peut être modérée si facilement et si sûrement, pourquoi n'a-t-on pas employé un moyen aussi simple auprès de ces goutteux qu'on dit avoir renoncé à mon remède, plutôt que de supporter une pareille douleur !

Cependant on ajoute « qu'elle est quelquefois légère, et se borne à un sentiment désagréable, dans les mêmes parties, avec chaleur et battement, ou à un simple picotement. Quelques malades ne s'en plaignent pas; mais ils sont en petit nombre. Souvent elle ne s'étend pas au-delà du talon. Dans les applications faites aux bras et aux mains, le même genre de douleur se fait sentir dans la paume des mains. Son siége nous paroît être spécialement dans le tissu fibreux dont est rempli le tissu cellulaire sous-cutané de ces deux parties; car rien de semblable n'a lieu dans aucune autre partie de la peau. Quelquefois cette douleur est accompagnée d'une autre de même nature, mais moindre, à la base du gros orteil et à l'articulation du pied. Nous avons observé cette douleur, même dans les personnes de l'hospice du Sud qui s'étoient soumises à nos épreuves, quoique leur état ne donnât lieu à aucun soupçon de goutte, ni individuelle ni héréditaire. »

Cette addition adoucit un peu le tableau effrayant de cette douleur que mon re-

mède occasionne, et qu'il est cependant
si facile de modérer.

Mais enfin, quelle est donc la cause
de cette douleur ! Elle se fait sentir, dit-
on, chez les personnes non goutteuses,
comme chez celles qui sont atteintes de
cette cruelle maladie. La cause externe est
sûrement la même ; mais la cause interne
est évidemment différente : je n'imagine
pas qu'on puisse mettre en doute, aujour-
d'hui, que mon remède ait la propriété
d'attirer et d'extraire le principe arthritique. Or, si j'en crois mon bon sens médical, la cumulation de ce principe dans
le tissu cellulaire sous-cutané, me semble
être la cause interne de la douleur res-
sentie à la plante des pieds sur laquelle
mon remède agit avec plus de force, et où
peut-être la matière goutteuse se porte
plus spécialement, parce qu'elle est fortement attirée.

Mais, dans les personnes non goutteuses, quelle sera cette cause interne ? Les

amis de la médecine du bon sens la devineront comme moi; les autres ne me croiroient peut-être pas... J'aime mieux me taire.

Messieurs les rapporteurs mettent encore au nombre des effets de mon remède, 1°. une foiblesse des jambes et leur émaciation, lorsque les applications ont été long-temps réitérées ; 2°. une sensibilité de la plante des pieds ; 3°. enfin, chez quelques personnes, après les premières applications, de l'agitation, de l'insomnie, quelquefois une activité augmentée qui rend souvent la digestion plus rapide, donne au malade le sentiment d'un appétit plus grand et d'une force plus considérable.

Le premier de ces trois effets est attribué à la quantité d'applications qui ont été faites ; et, en général, il en est le résultat. Alors, la convalescence est un peu plus longue : voilà tout l'inconvénient.

On fait dépendre le second, du *genre*

de douleur excitée par mon remède ; et
cela n'est pas extrêmement clair : Le *genre*
me semble n'être ici pour rien ; car toute
espèce de cataplasme visqueux, émollient et chaud, appliqué de la même
manière et aussi long-temps, produira
cette sensibilité dont on accuse mon remède. Mais cette objection ne doit pas nous
arrêter... il en est tant de plus importantes !

On n'a point expliqué la cause du troisième de ces effets ; j'en ignore la raison ;
et je crois devoir réparer cet oubli. Toutes
les fois que le principe arthritique se porte
sur les viscères des grandes cavités, il est
naturel qu'il en trouble les fonctions ; et,
quand il se subdivise dans la masse générale des liquides, il est encore naturel
qu'il en gêne la circulation et promène,
avec eux, sa funeste influence. Mais,
quand, forcé d'obéir à la puissance attractive, de mon topique, il se sépare de
la masse des liquides ou s'éloigne des viscères, alors, sans doute, il y a quelquefois

de l'agitation, de l'insomnie, parce que la
fibre nerveuse est stimulée, et que la métastase de ce principe ne s'opère point, sans
que le malade en soit plus ou moins fa-
tigué. Alors sans doute aussi les viscères
reprennent de l'activité, l'appétit se manifeste, la digestion est plus rapide, et
l'ordre général rétablit les forces.

Tout cela semble très-naturel à mon
bon sens médical. Vraisemblablement c'est
parce qu'il est convaincu de l'efficacité de
mon remède, et que le principe une fois
admis, il est facile d'en tirer les conséquences.

« Nous ne parlons pas, ajoutent les
rapporteurs, des démangeaisons ni des
boutons qui se portent sur les jambes ; ce
sont des accidens dépendans de causes ou
de dispositions *purement* individuelles, et
l'on sait que plusieurs personnes ne peuvent recevoir la moindre application sur
la peau sans qu'elle se couvre de boutons. »

On sait cela, je le crois; mais on ne permettra de ne pas croire que les démangeaisons et les boutons, occasionnés par mon remède, soient dépendans de causes ou de dispositions purement individuelles. Il est vrai que ces effets n'ont lieu que chez des personnes dont la masse du sang est viciée par un principe dartreux ou psorique; mais l'expérience m'a prouvé que mon remède avoit aussi la puissance d'attirer et d'extraire ces vices ennemis, d'où je conclus, à part moi, que ces éruptions ne sont ni *accidentelles*, ni *purement individuelles*, mais bien radicalement curatives de la maladie compliquante.

« Tels sont, disent ces messieurs, les
» effets que nous avons observés *égale*
» *ment* sur des personnes *saines*, et sur
» des personnes *goutteuses*. Il sera facile
» maintenant de distinguer les effets géné
» raux du remède, de ceux qu'il *peut*
» produire spécialement dans les affec

» tions de la nature de la goutte, par
» conséquent d'apprécier sa manière d'a-
» gir, ainsi que le genre d'utilité dont il
» peut être dans le traitement de ces ma-
» ladies. »

Si effectivement tous les effets précités
ont été observés également sur des personnes saines et sur des personnes goutteuses, mon remède a tout à la fois la propriété de rendre malade et de guérir. Il est
le père et le destructeur de la goutte ; il
réunit deux actions contraires ; c'est un
remède unique. Mais il y a sans doute
erreur dans cette partie du rapport, ou
les mots *également, saines* et *goutteuses*
ont un sens caché, une cohérence qui
échappe à toute la perspicacité de mon
bon sens médical. Ce sont cependant là
les observations d'après lesquelles on se
propose de distinguer facilement les effets
généraux de mon remède de ceux qu'il
peut produire spécialement sur les affections de la nature de la goutte, et, par

une conséquence que je devrois redouter ;
d'apprécier sa manière d'agir, ainsi que le
genre d'utilité dont il peut être dans le
traitement de ces maladies.

S'il en est ainsi, tout cela va se réduire
à bien peu de chose ; mais l'expérience doit
parler, et son flambeau dissipera mes
craintes.

« Maintenant, dit-on, nous allons
» rendre compte des effets que nous
» avons observés, particulièrement quand
» le remède a été appliqué sur des indi-
» vidus attaqués de goutte. Il est des cas
» où ces effets ont été avantageux, et ont
» pu être regardés comme de véritables
» succès ; il en est d'autres où le remède
» a été sans effet utile. Notre objet est de
» déterminer, avec autant d'exactitude
» qu'il sera possible, les uns et les autres ;
» nous commencerons par ceux où les ap-
» plications ont été faites par M. Pradier,
» et ont été souvent suivies de succès. On
» concevra aisément que, dans ces cas

» même, ou dans tous ceux qui présentent
» des apparences semblables, on ne doit
» pas s'attendre à des effets tellement cons-
» tans, qu'ils ne souffrent aucune excep-
» tion ; il n'est aucun remède qui pré-
» sente un tel avantage.

» Mais il nous a suffi d'avoir observé
» ces effets assez fréquemment, et dans
» des circonstances dans lesquelles on ne
» pouvoit d'ailleurs s'attendre à les voir
» survenir spontanément, pour que nous
» nous crussions en droit de les proposer à
» la vérification des gens de l'art, et de
» les considérer comme dignes de leur
» attention. »

Qu'il y auroit de réflexions à faire sur
ce paragraphe où, tout en annonçant ce
qu'on va faire, on prédispose les esprits à
considérer ce qu'on a fait, comme des
expériences douteuses, des épreuves plus
ou moins incertaines, dont cependant on
est autorisé à croire que les résultats peuvent être proposés à la vérification des

gens de l'art, et considérés comme dignes
de leur attention !

J'ai lu quelque part que *le doute étoit
le commencement de la sagesse* : en ap-
pliquant ce principe aux auteurs du rapport, je dois convenir qu'ils ont été fort
sages ; mais je peux observer que, même
après l'expérience, ils se sont arrêtés au
commencement de la sagesse ; et je suis
autorisé à croire qu'il est permis de fran-
chir ce premier pas, quand une multitude de faits irrévocables et de témoignages irrécusables, vient détruire le doute
et mettre la vérité dans tout son jour.

Mais je peux me tromper moi-même :
on est si rarement bon juge de sa propre
cause ! Il vaut donc mieux exposer simplement les faits, l'opinion de messieurs
les rapporteurs et la mienne, et laisser à
mes lecteurs le soin de décider.

« Il faut, disent ces messieurs, dis-
» tinguer dans la goutte les accès doulou-
» reux, aigus, d'une durée variable, mais

» passagers ; et qui ne laissent après eux
» que des traces peu sensibles ; et les al-
» térations fixes , avec ou sans douleur ,
» tôt ou tard occasionnées par la goutte ,
» dans le tissu des parties , quand elles
» ont été plus ou moins souvent le siége
» des accès aigus de cette maladie.

» Nous parlerons d'abord des gouttes
» caractérisées par des accès aigus. Les
» sujets de nos observations ont été des
» accès aigus ; les sujets de nos observa-
» tions ont été des accès ordinaires de
» goutte aiguë, et surtout de goutte pé-
» riodique, d'une durée habituelle comme
» plus ou moins longue, pris à l'approche
» ou au commencement des invasions,
» ou dans l'intensité la plus vive des dou-
» leurs ; des accès répandus sur plusieurs
» articulations à la fois , portés sur les
» viscères intérieurs, formant des névral-
» gies extrêmement douloureuses, com-
» pliqués avec des maladies de nature dif-
» férente et en aggravant les symptômes ;

» et nous avons aussi soumis au même
» traitement les rhumatismes articulaires,
» dont l'analogie avec la goutte autorisoit
» suffisamment cette tentative.

» Nous prenons pour exemple une per-
» sonne goutteuse, dont la goutte est de
» nature à revenir par accès d'une durée
» plus ou moins longue. Nous la considé-
» rons, ou dans le commencement d'un
» accès d'une durée connue, ou dans le
» temps voisin du retour prévu de la goutte.
» Dans ce dernier cas, voici ce qui arrive
» en général : rarement à la première ap-
» plication, plus souvent à la seconde,
» ordinairement à la troisième, il se forme
» une attaque de goutte sur l'articulation
» d'un des pieds sur lesquels l'application
» a été faite. En même temps, ou plus
» tard, ou même sans que ces articula-
» tions soient prises, la douleur du talon,
» de la plante des pieds ou de la paume
» des mains dont nous avons parlé, se dé-
» clare ; d'autres fois, au contraire, la

» douleur articulaire se développe seule :
» et la douleur plantaire est ou nulle ou
» foible. La durée de l'accès de goutte
» ainsi provoqué est moindre que ne
» seroit celle d'un accès ordinaire , soit
» que l'application ait été faite l'accès
» commencé, ou avant les premiers signes
» de son développement. Dans ce dernier
» cas , l'accès provoqué paroît tenir lieu
» de l'accès naturel , et n'être que cet ac-
» cès avancé et accéléré. La même accé-
» lération a lieu quand le remède est ap-
» pliqué dans un accès de goutte parvenu
» à sa plus grande intensité , et un effet
» ordinaire alors, est une prompte modé-
» ration de la douleur et le rétablissement
» du sommeil.

» Dans les gouttes déjà anciennes et
» périodiques qui atteignent plusieurs ar-
» ticulations, et dont les accès se déve-
» loppent dans toutes, ou à la fois , ou au
» moins dans le cours d'une même inva-
» sion, les applications ayant été faites aux

» jambes, non-seulement la goutte s'est
» développée sur le pied , mais encore elle
» s'est déclarée en même temps plus ou
» moins promptement dans les autres articu-
» lations qui en étoient ordinairement af-
» fectées, et même dans quelques-unes qui
» n'en avoient pas été encore atteintes,
» quoique non comprises dans l'étendue
» couverte du cataplasme. Nous avons vu
» plusieurs fois les doigts de la main ainsi
» occupés , tandis que le pied éprouvoit
» également un accès vif et accéléré ; mais
» nous avons eu des exemples de gouttes
» portées sur les articulations des mâ-
» choires, des vertèbres cervicales et du
» thorax, le pied étant libre ; et pour lors
» l'application ayant été faite aux jambes,
» le malade a été calmé , les articulations
» du tronc se sont débarrassées , et l'accès
» s'est ensuite développé au pied avec vio-
» lence, souvent après avoir atteint passa-
» gèrement les articulations intermédiaires.
» Quand l'accès de goutte se développe

» vivement sur quelques organes internes,
» il cause des suffocations, des vomisse-
» mens, des douleurs d'estomac, d'en-
» trailles, de reins et de névralgies vio-
» lentes. Dans ce cas, M. Pradier applique
» le plus souvent son remède aux jambes.
» Nous n'avons point, en général, pu être
» avertis de la première application, parce
» que, dans ces sortes de circonstances,
» l'urgence n'a pas permis d'attendre notre
» réunion ; mais nous avons vu, peu de
» temps après, quelques malades ainsi
» affectés, et nous avons recueilli chez
» d'autres personnes les mêmes faits sur
» des rapports dignes de foi et bien cir-
» constanciés. Voici l'effet qui a été géné-
» ralement observé : peu d'heures après
» l'application du remède, nous avons vu
» les douleurs internes se calmer, le ma-
» lade s'endormir, et se réveiller soulagé.
» La goutte ne se manifeste pas toujours
» au pied dans la première application ;
» mais elle s'y établit ordinairement à la

K

» seconde, et plus fortement à la troi-
» sième ; *les périodes* ensuite en sont ra-
» pides, et la terminaison prompte : quel-
» quefois cependant les douleurs internes
» se dissipent, sans que l'accès articulaire
» ait été très-sensible.

» Les causes des névralgies ne sont pas
» toujours de la même nature que celles
» de la goutte ; mais celle-ci peut pro-
» duire, en se portant sur les nerfs, des
» névralgies intenses. Nous avons vu ap-
» pliquer le remède de M. Pradier dans
» un tic douloureux, dont on regardoit
» *la cause comme goutteuse.* Après la troi-
» sième application, la douleur plantaire
» fut violente, et *il se déclara un accès*
» *de goutte* à l'articulation des deux pieds
» et à la base des deux gros orteils. Le tic
» diminua, éprouva des interruptions, et
» une suspension totale de deux mois et
» demi, que le malade *croyoit d'abord*
» *devoir attribuer au remède ; mais d'au-*
» *tres circonstances ont pu y avoir part.*

» *Cet avantage ne s'est pas soutenu* ; et le
» tic est revenu avec sa première force au
» bout de neuf mois , dans le courant de
» février dernier 1810.

» Nous avons un exemple plus évidem-
» ment heureux dans une sciatique très-
» violente, *dissipée* immédiatement après
» l'application du même remède. On con-
» çoit que cet effet ne doit avoir lieu que
» dans les cas où ces sortes d'affections peu-
» vent se convertir en un accès de goutte
» articulaire , et que ce cas n'est pas celui de
» toutes les névralgies , sans qu'on puisse , si
» ce n'est par des signes commémoratifs ,
» juger avec certitude de leurs différences ,
» et *des occasions où ce remède pourroit*
» *leur devenir utilement applicable.*

» Souvent , dans des maladies très-dif-
» férentes de la goutte , et au milieu même
» des maladies aiguës , des douleurs de
» goutte vague se mêlent aux autres symp-
» tômes et occasionnent des accidens qui
» peuvent devenir fâcheux. Nous avons

» vu, dans une fièvre bilieuse pétéchiale,
» dont les redoublemens se marquoient
» en tierce, avec des symptômes mena-
» çans, les douleurs alterner entre les ex-
» trémités inférieures et les entrailles, et
» se porter sur celles-ci, surtout la nuit et
» dans les redoublemens des mauvais jours.
» A la suite de l'application faite aux
» jambes, les coliques ont cessé, la marche
» de la maladie, débarrassée de cette com-
» plication, a paru devenir plus régulière,
» la convalescence s'est établie sans trou-
» ble, et le malade a été depuis exempt
» des douleurs d'entrailles auxquelles il
» étoit sujet auparavant, et que depuis
» long - temps il attribuoit à une cause
» goutteuse dont il n'avoit pu encore se
» débarrasser. Nous avons vu le même
» effet dans une hépatite, que le soulage-
» ment apporté aux douleurs, n'a pas
» empêché de devenir funeste. »

Arrêtons-nous un moment : en voilà
bien assez pour qu'il me soit permis d'é-

mettre ma propre opinion. Les faits commencent à s'expliquer ; mais que leur langage est encore foible ! A peine déposent-ils en faveur de mon remède ; il semble que leur témoignage est suspendu par la crainte, ou donné à regret ; la vérité qu'ils attestent échappe à peine de leur bouche ; ils la présentent couverte encore du voile de l'incertitude ; on diroit qu'eux-mêmes cherchent à déguiser leur voix pour se faire moins entendre.

Cependant, il faut parler, et ils se décident enfin à convenir foiblement de tout ce qu'ils ne peuvent pas taire. Mais avec quel art ils savent en modérer l'expression ! Que leur aveu a de retenue et d'ambiguité ! Qu'il ressemble encore au doute ! Que d'obscurité l'environne !

Eh quoi ! l'expérience aura vainement accumulé les faits ! Non, je saurai les forcer à se montrer tels qu'ils sont, à proclamer la vérité toute entière, à être des preuves irrévocables !

1°. Quand mon remède est appliqué sur les jambes *d'un goutteux dont les accès sont aigus, périodiques* et *d'une durée quelconque*, il opère la révulsion complète du principe arthritique sur les parties enveloppées de l'appareil; il entr'ouvre les excrétoires de ces parties, et force le principe à s'échapper.

Or, *la durée d'un accès de goutte ainsi provoqué* n'est pas seulement *moindre* que ne seroit celle d'un accès ordinaire; cet accès *ne tient pas seulement lieu* de l'accès naturel; *il n'est pas* seulement *cet accès avancé et accéléré.* Il est le dernier accès, l'accès critique, celui qui débarrasse la nature et qui triomphe sans retour du principe ennemi.

Dans ce cas-là, mon remède est donc radicalement curatif : voilà la vérité ; et j'en peux offrir mille preuves vivantes.

2°. Quand mon remède est appliqué sur les jambes d'un malade dont la goutte est ancienne, périodique et portée sur plusieurs ou sur toutes les articulations, il opère, moins rapidement quelquefois, mais il opère la révulsion également complète du principe arthritique ; il en délivre toutes les parties affectées, et force également l'expulsion totale de ce principe.

Or, l'accès provoqué par mon remède, non-seulement *se développe* aux pieds avec plus ou moins de violence, après s'être fait ressentir aux articulations intermédiaires que traverse la matière ennemie ; mais il est encore l'accès critique, l'accès qui triomphe ; et j'en peux offrir aussi mille preuves vivantes.

Dans ce second cas, mon remède est donc encore radicalement curatif.

3°. Quand mon remède est appliqué sur les jambes d'un malade chez lequel la goutte, *s'étant vivement développée sur les organes internes, a causé des suffocations, des vomissemens, des douleurs d'estomac, d'entrailles, de reins et de névralgies violentes*, non-seulement *les douleurs in-*

ternes se calment, le malade s'endort, et se réveille soulagé ; mais le principe des douleurs est extrait, expulsé, anéanti ; le malade a recouvré le sommeil, le soulagement, la santé, la vie.

Or, non-seulement les *périodes* de la maladie en sont *plus rapides,* et *la terminaison plus prompte ;* mais la maladie est complétement détruite, le malade complétement guéri... Voilà la vérité.

Dans ce troisième cas, mon remède est donc encore radicalement curatif, et sans pouvoir en fournir de nombreuses preuves, je suis cependant prêt à en présenter de suffisantes.

4°. Quand mon remède est appliqué sur les jambes d'un malade affecté de *douleurs névralgiques* dont la goutte est la cause, et que les applications sont faites, suspendues et continuées, selon l'état du sujet, le siége et la résistance de la maladie, non-seulement les *douleurs diminuent,* non-seulement *elles éprouvent des interruptions ;* mais elles se calment entièrement, elles disparoissent pour toujours avec la cause qui les fit naître ; et mon remède produit cet effet *indépendamment des autres circonstances qui pourroient y avoir part.*

Or, en pareille hypothèse, il suffit d'appliquer mon remède avec cette prudence et cette sagacité qui doivent être les premiers attributs d'un médecin, et l'on a la certitude du succès.

Dans ce quatrième cas mon remède est donc encore radicalement curatif; et voilà une vérité que j'offre de prouver par des exemples qui intéresseront mes lecteurs, quand je les citerai dans la suite de cet ouvrage. Je ferai mieux : je prouverai la puissance de mon remède contre *des névralgies qui ont pour cause toute autre chose que la goutte....* Mais poursuivons :

5°. Quand mon remède est appliqué sur les jambes d'un malade atteint d'une goutte *compliquée par une maladie aiguë,*

ou *d'une maladie aiguë compliquée par
la goutte*, non-seulement les *accidens de-
viennent moins fâcheux*, non-seulement
la *complication cesse*, non-seulement *la
marche de la maladie paroît devenir plus
régulière*, non-seulement *la convalescence
s'établit sans trouble et le malade est
exempt de ses douleurs* ; mais encore
mon remède triomphe, à la fois ou sépa-
rément, et de la maladie principale et de
la maladie compliquante ; son action aussi
prompte que puissante fait disparoître les
symptômes les plus *menaçans*, les *accidens* les plus *fâcheux* ; elle dégage et ranime le principe de vie ; elle attire, elle
extrait les causes perturbatrices ; elle rétablit
parfaitement l'ordre naturel, et tout cela
est son ouvrage.

Or, pourquoi s'étonner, pourquoi paroître douter encore que la maladie *prenne
une marche plus régulière ?* Sa marche est
si régulière et si rapide, qu'ordinairement
elle se termine en vingt-quatre heures.

Dans ce cinquième cas, mon remède est donc encore radicalement curatif; et j'en ai d'assez grandes preuves pour convaincre les plus incrédules. Mais, disent messieurs les rapporteurs : « Nous avons vu le même effet dans une hépatite que le soulagement apporté aux douleurs n'a pas empêché de devenir funeste..... »

Voilà une observation que je ne me permettrai pas de qualifier. Si j'avois fait, pour la tactique militaire, ce que j'ai eu le bonheur de faire pour l'humanité, je prendrois une pareille observation pour un démenti formel; mais ma découverte m'ayant forcé de me considérer, non comme un docteur, mais comme un simple ami de la médecine du bon sens, je dois répondre à cette observation d'une toute autre manière qu'en officier de cavalerie.

Ce petit préambule annonce assez que l'observation dont il s'agit m'a paru mériter une réponse un peu catégorique;

mais je veux bien croire qu'elle n'a pas été placée avec intention, immédiatement après ce qu'on n'avoit pu taire d'un des plus précieux effets de mon remède ; je veux bien croire que c'est sans dessein qu'on n'a donné qu'une simple note de la maladie qui a été le sujet de cette observation. Au moins falloit-il décrire à quel point cette maladie étoit compliquée, à quel degré d'intensité les accidens étoient parvenus, quelle étoit la foiblesse de la malade âgée de plus de 60 ans, combien d'organes étoient affectés, combien de remèdes, inutilement tentés, avoient pu devenir nuisibles, combien peu enfin la nature offroit de ressources ; il falloit peindre ce désordre général, et avouer franchement qu'on n'avoit aucune raison fondée de croire que la goutte entrât pour quelque chose dans ce bouleversement total des principes et des ressorts de la vie.

Si tant d'aveux étoient trop pénibles ou trop longs à faire, il restoit un moyen simple et facile de ne pas me refuser la justice qui m'étoit due : c'étoit de déclarer qu'au moment où je fus appelé pour faire l'application de mon remède, *j'observai que ce seroit une tentative inutile, et que je voulus m'y opposer.* Cette simple déclaration m'eût suffit ; elle eût détruit l'influence que l'observation pouvoit avoir sur l'efficacité de mon remède ; et tout le monde en auroit conclu que mon remède, n'étant pas un spécifique universel, avoit dû être sans effet dans un cas de cette nature ; que si, contre mon avis, on l'avoit employé, c'étoit parce que l'art de guérir avoit en vain épuisé toutes ses ressources, et qu'alors tout lui est permis. Mais mon remède eût été à l'abri du blâme et du doute plus à craindre encore ; l'observation eût été simplement médicale....., ou peut-être ne l'auroit-on pas faite..... Passons outre :

« Guidés par l'analogie, ajoutent mes- » sieurs les rapporteurs, nous avons voulu

» essayer les mêmes applications dans les
» rhumatismes articulaires ; mais ici les *suc-*
» *cès* ont été *plus rares*, ou *moins complets.*

   » Parmi ces rhumatismes, il en est dont
» l'invasion est marquée par le frisson et la
» fièvre, et c'est au milieu de celle-ci que
» les douleurs se déclarent et qu'elles par-
» courent successivement les diverses par-
» ties du corps. Ce sont des flegmasies
» aiguës, dont le siége primitif paroît être
» dans la membrane séreuse des articula-
» tions : on les a désignées par le nom de
» *rhumatisme inflammatoire*, et elles se
» distinguent alors aisément de la goutte ;
» mais, quand la fièvre se calme, et que
» les douleurs, continuant d'errer d'arti-
» culation en articulation, se prolongent
» et prennent un caractère chronique, on
» peut les confondre avec quelques affec-
» tions de nature goutteuse. On distingue
» encore de la goutte, sous le nom de
» *rhumatisme articulaire*, des affections
» qui, quoique fixées autour des articula-

» tions, semblent les affecter moins pro-
» fondément et moins exclusivement, ne
» paroissent point attachées et limitées
» comme elle aux parties ligamenteuses
» ou au tissu fibreux de l'articulation, s'é-
» tendent davantage aux parties environ-
» nantes, même aux muscles, aux nerfs,
» et au tissu sous-cutané, sont plus errantes
» et plus variables qu'elle, s'étendent sur
» un plus grand nombre d'articulations
» à la fois que la goutte récente, et répon-
» dent ordinairement plus immédiatement
» aux causes de refroidissement et d'humi-
» dité qui provoquent les douleurs rhu-
» matismales : elles se convertissent quel-
» quefois en véritable goutte, et surtout
» en goutte chronique.

» Dans les affections de ce caractère,
» nous avons, à la vérité, des exemples
» de soulagemens opérés par les applica-
» tions de M. Pradier ; mais nous avons
» vu beaucoup plus que dans la véritable
» goutte, des cas où elles étoient sans

» effet sensiblement utile. Il s'est présenté
» des cas de ce genre, où les applications
» pratiquées aux jambes débarrassant une
» partie du corps, il falloit, pour obtenir
» le soulagement des articulations, soit
» de la partie supérieure du tronc, soit
» des membres thorachiques, reporter l'ap-
» plication sur les bras ou sur les mains.
» Enfin, nous avons vu, dans des malades
» affectés à la fois de douleurs articulaires
» ou viscérales ayant le caractère goutteux,
» et de douleurs plus vagues, plus répandues,
» soit musculaires, soit névralgiques, être
» sensiblement et promptement soulagés
» et débarrassés des premières, et rester
» tourmentés des secondes, sans éprouver
» de soulagement dans celles-ci, par la
» continuation du remède. Nous ajoute-
» rons que, dans les cas où le succès a
» été le moins satisfaisant, les malades
» n'en ont pas moins éprouvé, pour la
» plupart, et la douleur plantaire, et
» l'exsudation cutanée. »

Arrêtons-nous encore ; déchirons encore une fois le voile qui couvre la vérité ; forçons encore les faits à s'exprimer avec franchise.

Si la médecine du bon sens étoit aussi riche en expressions que la médecine scientifique, j'essayerois de prouver, et je prouverois que les douleurs désignées sous le nom de *rhumatisme inflammatoire*, ne doivent être distinguées de la goutte que par une seule raison : c'est que leur cause (qui est de même nature) a moins d'intensité, et se promène ou s'arrête dans des parties moins profondes. Je prouverois que si, quand la fièvre se calme, on peut les confondre avec quelques affections de nature goutteuse, c'est, en effet, parce que la fièvre cessant de pousser la cause ennemie du centre à la surface, cette cause continue d'errer d'articulation en articulation, se rapproche peu à peu des vaisseaux profonds, devient moins mobile, et prend enfin un caractère chronique.

L

Je prouverois encore que les affections connues sous le nom de *rhumatisme articulaire*, et dont le principe constitutif est encore de même nature, ne doivent être distinguées de la goutte que parce que leur cause est moins fixe et porte moins profondément son influence. Je prouverois que, lorsqu'elles se convertissent en véritable goutte, et surtout en goutte chronique, c'est encore par la seule raison que la fièvre ou la constraction centrifuge a cessé d'avoir lieu, et a permis à leur principe de se porter sur le théâtre ordinaire de la goutte.

Mais je suis trop peu versé dans la langue des savans, pour oser entreprendre de pareilles définitions. D'ailleurs, j'ai à m'occuper d'un tout autre genre de preuves, et ici je suis moins embarrassé, parce que les faits parlent pour moi, et qu'il me suffit de les empêcher de mentir. Ce n'est cependant pas une petite tâche; car ils ont quitté le masque de l'équivoque pour prendre celui de l'imposture; et, si je n'avois pas le moyen de les démasquer, ou si moi-même je gardois le silence, il en résulteroit, aux yeux de bien des gens, que la puissance de mon remède contre les *rhumatismes inflammatoires ; et articulaires ;* seroit, à peu de chose près, réduite à zéro.

Mais quand les faits se sont exprimés d'une manière aussi précise, voudra-t-on me croire ? Ne me taxera-t-on pas moi-même d'imposture ? Ne m'accusera-t-on pas de prêter à ces mêmes faits un langage supposé ? Cela peut bien être..... et j'en serai quitte pour dire aux incrédules : *Mon remède a été employé contre une foule de rhumatismes inflammatoires ou articulaires, et il les a tous vaincus......* Vous ne le croyez pas.... Non.... Et bien, allez chercher la vérité : vous la trouverez chez ceux-là même que mon remède a guéris ; elle sortira de leur bouche ; et vous la verrez jaillir des articulations nombreuses auxquelles j'ai rendu le calme et le mou-

vement. Ne me croyez-vous pas encore ?
Cherchez , citez-moi une seule personne
atteinte de ces rhumatismes , et qui n'ait
pas été guérie..... ou, si mieux vous aimez,
montrez-moi de nouveaux malades de cette
espèce , et , dans peu de jours , ils vous diront eux-mêmes, comme le Christ à saint
Thomas : *Vide pedes*, *vide manus* , etc.
Alors , vous croirez sans doute; et, si
vous doutez encore , vous me permettrez
de dire de vous ce que le Christ disoit encore : *Oceulos habent* , etc.

Mais, comme j'aurai occasion d'analyser
les faits (ceux du moins cités dans le
rapport), je passe au dernier article, celui
des gouttes fixes et chroniques.

« Ces gouttes, disent messieurs les rap-
» porteurs , caractérisées par l'augmenta-
» tion persévérante du volume des articu-
» lations, par la gêne des mouvemens avec
» douleur dans les efforts qui tendent à les
» exécuter, quelquefois indolentes dans le
» repos, et quelquefois douloureuses, avec

» des exacerbations correpondantes sur-
» tout aux changemens de temps, sont un
» autre genre d'affection, ordinairement
» consécutive de la goutte aiguë, quand
» les parties ont été plus ou moins fati-
» guées par les retours réitérés des accès
» de cette maladie.

» Dans ces sortes de gouttes, il y a trois
» choses sur lesquelles nous avons dirigé
» nos observations : l'engorgement articu-
» laire ; les douleurs fixes qui accompa-
» gnent quelquefois cet engorgement ; et
» les accès de douleurs vives et passagères
» qui, survenant outre cela à diverses pé-
» riodes, et sur diverses articulations, sont
» une véritable complication de la goutte
» aiguë avec la goutte fixe et chronique.

» Dans ce dernier cas, nous avons vu
» l'application des cataplasmes, sans rien
» changer à l'état de la goutte fixe, agir
» sur les accès de goutte aiguë comme dans
» les cas de goutte ordinaire, les déter-
» miner et les accélérer ; nous avons vu des

» vomissemens obstinés, dans une goutte
» fixée au genou, *cesser* immédiatement
» après l'application, pendant que la ma-
» ladie du genou ne recevoit du remède
» qui enveloppoit la partie malade, qu'un
» très-foible soulagement.

» Dans les engorgemens goutteux, il
» faut distinguer, 1°. l'œdème des parties
» extérieures, qui n'est qu'un symptôme
» variable ; 2°. le gonflement qui affecte
» les ligamens articulaires, et même les
» nodosités qui se forment sur la tête des
» os et sur le trajet des tendons qui s'y
» rendent, mais qui se dissipent quelque-
» fois spontanément ; 3°. les tumeurs du-
» res des mêmes parties, dans lesquelles
» les fibres ligamenteuses sont soulevées,
» tendues et écartées par des concrétions
» qui ont la consistance du plâtre ; 4°. en-
» fin, les ankyloses consécutives qui se for-
» ment par une espèce de soudure entre
» les faces articulaires, lorsque les dou-
» leurs et la tuméfaction des ligamens ont

» tenu l'articulation dans une longue im-
» mobilité.

» L'œdème extérieur se dissipe assez
» généralement à la suite de l'application
» des cataplasmes de M. Pradier. Les tu-
» meurs élastiques, qu'on sent quelque-
» fois plus profondément, et qui appar-
» tiennent spécialement à l'articulation,
» ne se dissipent point : mais nous avons
» vu les simples nodosités disparoître ; nous
» avons vu, dans des engorgemens gout-
» teux du genou, les rotules qui parois-
» soient fixes, recouvrer sensiblement une
» mobilité assez étendue ; et, dans des
» mains dont les doigts étoient réduits à
» une immobilité presque complète, l'arc
» qu'ils décrivoient encore sur leurs arti-
» culations, augmenter de quelques degrés,
» quoique les cataplasmes n'eussent été ap-
» pliqués qu'aux jambes ; mais lorsque
» l'engorgement n'étoit pas très-récent, cet
» effet s'arrêtoit bientôt, et ne passoit pas
» d'assez étroites limites ; à plus forte raison

» les difformités qui suivent la tuméfac-
» tion des articles ne s'effaçoient-elles pas,
» et ne recevoient-elles tout au plus que
» des diminutions peu considérables. Nous
» ne parlons pas des ankyloses, dont aucun
» remède n'opère la résolution quand elles
» sont véritables. Les effets du remède de
» M. Pradier, *dans tous ces cas*, peuvent
» se rapporter à ceux des applications
» émollientes et résolutives ordinaires, et
» nous ne pouvons pas assurer qu'elles
» aient, sur ces applications, des avan-
» tages marqués.

» Les douleurs qui sont propres aux
» engorgemens goutteux fixes sont de
» deux espèces : les unes ne se manifestent
» que dans les efforts que l'on fait pour
» exécuter ou compléter la flexion des arti-
» culations engorgées : elles dépendent de
» l'extension que l'on fait alors éprouver
» aux fibres ligamenteuses, et ne se font
» point sentir dans l'état de repos. Il est
» des gouttes qui ne sont point accompa-

» gnées d'autres souffrances : ce sont les
» gouttes indolentes. Les autres douleurs
» tourmentent le malade, même dans le
» repos, et augmentent par des exacerba-
» tions plus ou moins vives dans les chan-
» gemens de temps. Ni les unes ni les au-
» tres ne nous ont paru éprouver de chan-
» gement *notable* et *durable* par le trai-
» tement de M. Pradier. Les effets utiles
» qu'il a paru quelquefois produire dans
» ces cas, nous paroissent pouvoir se rap-
» porter aux complications des accès de
» goutte aiguë avec la goutte chronique :
» d'autres changemens de peu d'impor-
» tance tiennent à des conditions dépen-
» dantes d'un état de tuméfaction des
» parties, dans lequel *d'autres applica-*
» *tions* eussent pu également réussir.

» Nous concluons de ces observations
» que les avantages que le remède de
» M. Pradier a procurés quelquefois, avec
» une promptitude remarquable, à plu-
» sieurs malades attaqués de la goutte ai-

» guë, régulière ou vague, ne se sont point
» fait remarquer de même dans les gouttes
» fixes, chroniques, caractérisées par les
» engorgemens durables des articulations. »

Telle est l'opinion de messieurs les rapporteurs sur la propriété de mon remède relativement aux gouttes fixes, chroniques. Il me reste à proposer la mienne; et pour cette fois elle différera peu de celle énoncée dans le rapport.

Mon remède, en effet, tiendroit du merveilleux, s'il avoit la puissance de dissoudre ces vieilles concrétions arthritiques qui ont détruit les mouvemens articulaires en se pétrifiant avec leurs ressorts; s'il pouvoit rétablir l'ordre et l'harmonie dans ces parties absolument désorganisées; s'il pouvoit replacer la vie où la mort a déjà jeté l'ancre. J'ai bien vu céder à son action des gouttes que des gens de l'art nommoient fixes et chroniques; mais par la raison même que j'en ai triomphé, j'ai la certitude qu'elles n'étoient ni *fixes*, ni

chroniques ; ou si elles en avoient les caractères , c'étoit depuis si peu de temps
que la concrétion du principe étoit à peine
commencée , et lui permettoit encore
d'être mobilisé par la puissance attractive de mon remède. Il n'en est pas moins
vrai que les gouttes véritablement fixes et
chroniques sont incurables , puisqu'elles
sont *essentiellement désorganisatrices* , et
que leur effet est irrévocablement produit.
Que la goutte aiguë, périodique, variable
ou autre , se joigne à ces vieilles affections,
nul doute que j'en débarrasse la nature ;
mais les autres resteront immobiles : jetez
de l'eau sur une pétrification aqueuse ,
vous absorberez facilement cette eau ; mais
la masse liquide pétrifiée restera la même...
Cette comparaison est foible ; cependant
elle rend à peu près mon idée.

Je conviens donc, avec messieurs les
rapporteurs , que mon remède est im-
puissant dans les vieilles gouttes fixes et
chroniques ; je me permettrai seulement

d'observer que ces affections ne sont que trop souvent accompagnées de douleurs plus ou moins vives et plus ou moins fréquentes : douleurs qui ne résultent pas des concrétions articulaires, mais bien d'un reste errant du principe arthritique, et qu'alors l'application de mon remède en délivre la nature, et met le malade à l'abri de nouvelles atteintes. Ce petit avantage ne peut être apprécié que par ces malheureux que l'immobilité absolue de leurs membres fixe au lit ou dans un fauteuil, et que la moindre douleur fatigue plus qu'elle ne les fait souffrir.

J'observerai encore que messieurs les rapporteurs ont dit que les gouttes fixes et chroniques étoient ordinairement consécutives de la goutte aiguë ; et qu'il me semble qu'une vérité pareille eût été plus entière sans ce mot *ordinairement* qui suppose à ces affections d'autres causes que celle qui peut seule les faire naître.

Mais en convenant de l'impuissance de

mon remède dans ces cas où un prodige suffiroit à peine , il m'est doux de pouvoir dire : *Quand à l'aide de mon remède la goutte aiguë aura été détruite , on ne verra plus de ces affections chroniques qui en sont si souvent la conséquence ; et c'est à ma découverte que l'humanité devra ce bienfait.*

Passons maintenant aux preuves que j'ai promises : je les puiserai dans le rapport lui-même ; et si elles ne suffisent pas, j'en ai bien assez d'autres pour convaincre mes lecteurs les plus incrédules.

Les faits sur lesquels on a fondé ce rapport, ont été divisés en autant de sections qu'on a établi de différentes classes de gouttes, c'est-à-dire en huit sections :

1°. Gouttes d'accès aigus , articulaires, portés sur les extrémités ;

2°. Gouttes à accès aigus , vagues , portés sur le tronc ou sur les viscères ;

3°. Rhumatismes articulaires aigus ;

4°. Névralgies présumées goutteuses ;

5°. Maladies non goutteuses, compliquées de goutte;

6°. Gouttes articulaires fixes et chroniques, compliquées d'accès aigus ou vagues;

7°. Gouttes articulaires chroniques, avec engorgemens indolens;

8°. Gouttes fixes et chroniques, avec engorgemens douloureux.

Chacune de ces sections renferme un certain nombre de faits que je ne citerai pas tous. Ceux que je m'abstiendrai de retracer ici, et que j'indiquerai par leur numéro seulement, ont tous constaté les succès de mon remède d'une manière si évidente et si complète, qu'on m'accuseroit avec raison, d'en faire une description fort inutile.

Mais je ferai mes observations sur tous les faits qui ne me paroissent pas exactement conformes à la vérité; et, si je les fais avec ma franchise accoutumée, je déclare que je n'en conserverai pas moins, pour messieurs les rapporteurs, toute l'estime et toute la considération qui leur sont dues.

PREMIÈRE SECTION.

Gouttes régulières, accès aigus aux articulations des extrémités.

~~~~~~~~~~~

PREMIÈRE OBSERVATION.

Homme âgé de 35 ans, instruit dans les sciences relatives à la médecine............... radicalement guéri.

Douze applications; automne de 1807.

Comme j'avois confié à ce malade, plusieurs bouteilles de mon remède, il a guéri lui-même des prisonniers anglais tourmentés de la goutte.

IIe OBSERVATION.

Homme âgé de 53 ans, sanguin, d'une bonne constitution.
~~~~~~~~~~~

Dix application; année 1806. Guérison parfaite.

IIIe OBSERVATION.

Homme âgé de 46 ans, d'une forte constitution, d'un tempéramment bilieux, né de parens non goutteux.

Cinq applications; année 1807. Guérison parfaite.

IVᵉ OBSERVATION.

Homme âgé de 60 ans, d'un tempéramment sanguin, avec embonpoint; né de parens non goutteux.

Quinze applications; année 1806. Guérison parfaite.

Vᵉ OBSERVATION.

Militaire d'un grade supérieur.

Treize applications ; 1807. Guérison parfaite.

VIᵉ OBSERVATION.

Homme âgé de 35 ans, d'un tempérament fort , bilieux , né d'un père sujet à un rhumatisme goutteux.

Cinq applications ; 1808. Guérison parfaite.

VIIe OSERVATION.

Homme âgé de 50 ans , fort , d'un tempérament sanguin ; MARIN DISTINGUÉ.

État antérieur.

Depuis dix ans, il étoit sujet à une affection goutteuse, portée particulièrement aux pieds et aux genoux , avec douleur vive , suivie de gonflement et de rougeur , se portant d'une articulation à l'autre, durant une quinzaine de jours, revenant chaque automne , et se dissipant sans laisser de nodosités.

Depuis quelques années , il éprouvoit , même dans les intervalles des accès , des douleurs articulaires , avec gêne dans la marche.

État dans lequel l'application a été faite.

Dans l'automne de 1807 , il survient

un accès aux genoux et aux pieds. Le septième jour, douleur excessive, insomnie, impossibilité de se remuer, et de se mettre seul au lit.

On fait l'application aux deux jambes: elle est suivie immédiatement de calme et de sommeil ; au réveil, le mouvement s'exécute facilement. Le cinquième jour il sort pour affaires; il est saisi par un froid vif, éprouve le renouvellement de ses douleurs.

On recommence l'application qui est suivie de calme et de rétablissement des mouvemens.

État ultérieur.

Il repart pour se rendre à la flotte : il éprouve à la mer quelques douleurs vagues dans les membres. De retour, en 1808, il éprouvoit des céphalalgies nerveuses, sans caractères prononcés de goutte, avec tintemens, bourdonnemens, pour lesquels on fit l'application du remède au bras; mais ces applications n'ont

eu que des succès incomplets. La démar-
che restoit un peu gênée : le départ du
malade pour se rendre à son poste, n'a
pas permis de continuer les observations.

(*Copie exacte du rapport.*)

Il ne manque au récit de ce fait qu'un
mot peut-être pour en faire une preuve
véridique des effets de mon remède sur
les affections de cet intéressant malade.
Son départ, a-t-on dit, n'a pas permis de
continuer les observations.... qu'en eût - il
coûté pour ajouter : et son traitement ?

Effectivement, abstraction faite des
accidens qui ont obligé de suspendre les
premières applications et rendu la maladie
plus intense et plus rebelle, le départ du
malade pour se rendre à son poste a inter-
rompu le traitement dans le moment où sa
continuité eût assuré sa guérison parfaite.

VIIIe OBSERVATION.

Homme âgé de 39 ans, d'un tempérament lymphatique, né d'un père goutteux.

Quinze applications ; 1808. Guérison parfaite.

IXe OBSERVATION.

Homme âgé de 58 ans, d'une famille goutteuse du côté maternel, d'un tempérament sanguin, replet.

Quatorze applications ; 1808. Guérison parfaite.

Xe OBSERVATION.

Homme âgé de 32 ans, d'un tempérament sanguin, né d'un père goutteux.

Six applications ; 1808. Guérison parfaite.

XIe OBSERVATION.

Homme âgé de 55 ans, d'un tempérament sanguin, né de parens non goutteux : il exerce la médecine.

Quatre applications ; 1808. Guérison parfaite.

J'observe, en passant, que le médecin, sujet de cette observation, avoit employé avant mon remède l'*Eau d'Husson*, *le re-*

mède d'Archidet, celui de Cadet-de-Vaux, et l'extrait d'aconit jusqu'à la dose de 4 grains.

XIIe OBSERVATION.

Homme de 59 ans, d'un tempérament sanguin, né d'un père goutteux.

Trois applications; 1808. Guérison parfaite.

XIIIe OBSERVATION.

Homme de 54 ans, de constitution forte, d'un tempérament bilieux - sanguin, né d'un père légèrement goutteux et mort à 63 ans; adonné à la chasse.

Le sujet de cette observation est un médecin. Il avoit la goutte depuis l'âge de 18 ans; il s'y joignit un rhumatisme articulaire aigu: toutes les extrémités furent attaquées; l'articulation du pied gauche devint le siége d'une affection fixe et permanente; les clavicules, la poitrine, les lombes, la vessie, furent tour-à-tour le théâtre des plus vives douleurs; le pied et le genou gauches furent atteints d'un accès si violent, que la jambe resta dans l'état de demi-flexion. Le genou droit s'engorgea et devint douloureux; plusieurs phalanges des doigts furent aussi engorgées, avec ou sans douleur ; plusieurs doigts ne purent plus se fléchir ; un ganglion se forma sur le tendon extenseur de l'auriculaire gauche ; beaucoup de mouvemens et la marche surtout étoient impossibles...... Tel étoit l'état du malade.

Le 9 avril 1808, une première application ramène le sommeil ;

Le 10 et le 11, les douleurs des genoux sont dissipées ; la jambe gauche est libre ;

Le 15, l'empâtement est dissipé et la plupart des mouvemens rétablis : du 20 au 27, suspension du remède.

Le 23, le malade sort en voiture, monte et descend les escaliers;

Le 27, un peu de gêne revenue aux doigts est enlevée par une nouvelle application;

Le 2 mai, le ganglion disparoît ; la

foiblesse se dissipe; tous les mouvemens sont libres, et le malade revient à ses affaires ainsi qu'à ses exercices accoutumés: la chasse, le violon, etc.

Tout ceci est un extrait du rapport. On y ajoute que les accès de l'automne et du printemps suivans ont été de courte durée; mais on oublie de dire que le malade avoit refusé de continuer les applications après le retour du calme, et qu'il doit à ce refus les légers accès qu'il éprouve encore.

XIVe OBSERVATION.

Homme de 35 ans, d'un tempérament sanguin, d'une forte constitution, n'ayant point de parens goutteux.

Sept applications; 1807. Guérison imparfaite, faute d'avoir continué l'usage du remède, après la disparition totale de tous les accidens.

XVe OBSERVATION.

Homme de 50 ans, d'un tempérament sanguin, d'une constitution robuste, d'une origine non évidemment goutteuse, menant une vie active, peu sobre, usant beaucoup de vin et d'eau-de-vie.

Vingt applications; 1808. Guérison incomplète, faute de régime.

XVIᵉ OBSERVATION.

Homme de 55 ans, d'un tempérament bilieux, d'une constitution forte, d'origine non goutteuse.

Voici comment se termine cette observation, dans le rapport :

« Les alternatives des douleurs aug-
» mentées et diminuées, et la durée peu
» différente de celle des accès précédens,
» ne permettent pas d'attribuer ici un
» succès évident au moyen de M. Pradier ;
» cet accès a paru cesser à peu près au
» terme ordinaire. » .... Qu'on me permette d'ajouter :

Et cependant le malade est complétement guéri.

XVIIe OBSERVATION.

Goutte accompagnée d'une cachexie séreuse.

Homme de 50 ans, bilieux, d'une origine non goutteuse.

Ici, les remèdes de l'art et le mien devoient concourir à la guérison du malade. La lutte flattoit mon amour-propre, je l'avoue ; mais, de bonne foi, je ne desirois que triompher le premier. Le cas étoit grave ; les deux maladies étoient fortement caractérisées, et leur complication les rendoit plus difficiles.

Mon remède combattit pendant quatorze jours, et le quinzième sa victoire fut entière : le malade fut à ses affaires, exempt de toutes ses douleurs ; mais l'œdème, plus rebelle que la goutte, a résisté aux efforts de l'art ; et le malade a péri d'une hydropisie.

XVIIIe OBSERVATION.

Homme âgé de 58 ans, militaire dès dix-sept ans ; d'une robuste constitution,

d'un tempérament sanguin , ayant subi
quatorze à quinze traitemens mercuriels
jusqu'à 42 ans, faisant usage de vin , de
liqueurs , de café, de bière.

Cette observation se termine ainsi :

« Augmentation de douleur dans la première application , puis diminution , puis
augmentation nouvelle : on fait 8 à 9 applications seulement ; au mois de mai 1807,
le malade *marchoit difficilement*, et son
accès n'avoit été terminé ni *mieux* ni *plus
tôt* qu'à *l'ordinaire.* »

Qui ne croiroit, en lisant ces lignes ,
que mon remède n'a produit aucun effet
sur ce malade ?..... Et cependant il est
si bien guéri, que , depuis le traitement
dont la nullité semble être démontrée, il
n'a pas ressenti la moindre douleur , et
jouit d'une santé parfaite.

Toutefois, on lit dans le résumé de
cette première série d'observations, que sur
deux des malades (16 et 18), il n'y *a eu*

ni amélioration sensible, ni terminaison qu'on pût attribuer au remède.

Cette sentence ne paroît-elle pas irrévocable ! Oui, sans doute : je suis donc forcé de la révoquer moi-même ; on m'a donc obligé de dévoiler la vérité : et bien, le premier de ces deux malades (N° 16) est M. Hory, capitaine en retraite, demeurant chez M. le général Lassalle.

Le second, (N° 18) est M. Bidot, concierge de la caserne de la petite rue Verte, faubourg Saint-Honoré.

Que ceux qui aiment à vérifier les faits, pour asseoir leurs jugemens avec plus de justice, se donnent la peine d'aller voir ces deux personnes ou de leur écrire : ils apprendront la vérité ; et ils répéteront avec moi : *Ab uno disce omnes.*

Passons à la seconde section.

DEUXIÈME SECTION.

Gouttes aiguës, accès vagues, portés sur d'autres parties que sur les articulations des extrémités.

XIXe OBSERVATION.

FILLE de 21 ans, d'un tempérament lymphatique, d'origine non goutteuse.

Céphalalgie aiguë.

Neuf applications. Guérison parfaite... 1807.

XXe OBSERVATION.

Femme âgée de 49 ans, d'origine non goutteuse, d'un tempérament nerveux, mère de plusieurs enfans.

Céphalalgies violentes.

Neuf applications; 1808. Guérison parfaite.

XXIe OBSERVATION.

Femme âgée de 59 ans, d'un tempérament lymphatique sanguin, d'origine non
goutteuse, mère de plusieurs enfans.

Suppression du flux menstruel, douleurs
vagues, aiguës, etc.

Quatorze applications; 1807. Guérison
parfaite.

XXIIe OBSERVATION.

Femme âgée de 55 ans, d'un tempérament lymphatique, d'une constitution
forte, d'origine non goutteuse, mère de
quatorze enfans.

Douleur violente de la poitrine, douleur vive
au pied droit ; renouvellement des douleurs
de poitrine à chaque grossesse, avec étouf-
fement ; fracture de la cuisse, gonflement du
pied gauche, douleur intense avec menace
de suffocation instante, malgré tous les secours de l'art ; face violette, impossibilité de
parler.

La première application dissipe tous les
accidens en quelques minutes ; en tout ,

sept applications, 1808. Guérison parfaite.

XXIIIe OBSERVATION.

Homme âgé de 67 ans, d'origine goutteuse, n'ayant jamais fait d'excès, veuf
d'une femme qu'on soupçonne être morte
d'une goutte remontée.

(Cette observation est toute particu-
lière.)

Depuis sept ans, le malade avoit la
goutte; la marche progressive de ses accès étoit si rapide, qu'après avoir affecté
successivement le pied droit, les deux
pieds, les genoux, les épaules, et enfin
toutes les articulations; après avoir formé
des nodosités, des engorgemens articulaires, elle se porte sur la poitrine et menace la respiration, tout mouvement des
extrémités restant néanmoins impossible.

Mon remède est appliqué; un quart-
d'heure après, la poitrine est dégagée,
les douleurs calmées, le sommeil rétabli.

C'étoit le 16 septembre 1808 : le 25,

le malade s'est levé ; le 1er octobre il a marché sans douleur, depuis lors il n'en a jamais ressenti.......

Et cependant le rapport se termine par ces mots : *Au total*, *cet accès a été plus complétement terminé que les précédens.*

Que faut-il donc faire pour obtenir l'aveu d'une guérison ?

XXIVᵉ OBSERVATION.

Femme âgée de 40 ans, d'un tempérament sanguin, d'une origine non goutteuse, bien réglée, mariée à 13 ans, ayant eu plusieurs enfans.

Quinze applications ; 1807. Guérison parfaite.

XXVᵉ OBSERVATION.

Femme âgée de 34 ans, d'un tempérament lymphatique-sanguin, d'une bonne constitution, née d'un père goutteux, mère de trois enfans, n'ayant point nourri. — *Goutte compliquée.*

Onze applications ; 1808. Guérison parfaite;

XXVIe OBSERVATION.

Homme de 51 ans, d'un tempérament sanguin, issu d'un aïeul paternel et d'une aïeule maternelle goutteux.

Onze applications; 1808. Guérison parfaite.

XXVIIe OBSERVATION.

Homme âgé de 62 ans, d'un tempérament nerveux, d'une constitution très-irritable, peu fort, très-actif, ayant des connoissances en médecine.

(Voyez page 113).

XXVIIIe OBSERVATION.

Femme âgée de 42 ans, d'un tempérament sanguin, d'une haute stature, née d'une mère non goutteuse et d'un père devenu goutteux à l'âge de 52 ans.

Goutte compliquée.

Quatre applications; 1807. Guérison parfaite.

XXIXe OBSERVATION.

Femme non mariée, âgée de 58 ans,

d'un tempérament lymphatique-sanguin.

Goutte habituelle, opiniâtre, ancienne et compliquée.

Dix applications; 1808. Guérison parfaite.

XXX.[e] OBSERVATION.

Femme de 69 ans, d'un tempérament jadis sanguin, née de parens qui n'ont jamais eu la goutte.

Goutte sciatique compliquée, de 40 ans.

Trente applications; 1807. Guérison parfaite.

XXXI.[e] OBSERVATION.

Homme exerçant le métier de paveur.

Goutte fixée sur les reins.

Deux applications; 1808. Guérison parfaite.

XXXII.[e] OBSERVATION.

Homme exerçant les fonctions de commis chez un banquier.

Goutte aiguë et rebelle , compliquée d'oph-
talmie , cécité , insomnie , etc.

Douze applications ; 1807. Guérison
parfaite.

Cette observation se termine par ces
mots : *il est mort le* 17 *octobre* 1809.

Il me semble que la justice invitoit à
dire que cette mort n'étoit en rien l'ouvrage de la goutte qui étoit complétement
vaincue depuis deux ans ; et si l'on ne
vouloit pas en accuser l'art de guérir, au
moins ne falloit-il pas en rejeter le doute
sur mon remède.

Le résumé de messieurs les rapporteurs
sur cette seconde série d'observations, ne
présente rien de remarquable, pas même
l'espèce d'incertitude que ce résumé cherche à laisser planer sur quelques faits où,
comme dans tous les autres, le succès est
constaté par l'expérience.

TROISIÈME SECTION.

Rhumatismes articulaires réputés
goutteux.

~~~~~~~~~~~~~~

XXXIIIᵉ OBSERVATION.

Homme âgé de 54 ans, d'une constitution robuste en apparence, et d'une petite stature.

Quinze applications; 1808. Guérison
parfaite.

XXXIVᵉ OBSERVATION.

Femme âgée de 32 ans, d'un tempérament bilieux, d'une bonne constitution,
mère de plusieurs enfans.

Huit applications; 1807. Guérison parfaite.
~~~~~~~~~~~~~~

XXXV⁰ OBSERVATION.

Homme de lettres, âgé de 50 ans, né d'une mère goutteuse, d'un tempérament actif et nerveux.

Douze applications; 1806. Guérison parfaite.

XXXVI⁰ OBSERVATION

Homme de trente et quelques années; d'une forte constitution.

(La note a été remise par le malade même qui est médecin employé aux armées.) — *C'est un médecin de la garde impériale.*

Douleur arthritique, constipation obstinée, ballonement du ventre, respiration difficile, suffocation, spasme abdominal et convulsions, qui paroissent appartenir au psoas (préhumbo-fémorien), et affecter aussi le diaphragme.

Tous les moyens connus ayant été inutilement employés, M. Pradier fut appelé et fit son application aux jambes.

Huit applications; 1808. Guérison parfaite.

XXXVIIe OBSERVATION.

Fille âgée de 27 ans, d'un tempérament
sanguin, d'une bonne constitution, née de
parens non goutteux, bien réglée.

Quinze applications ; 1807. Guérison
parfaite.

XXXVIIIe OBSERVATION.

Homme de 44 ans, cuisinier, d'une
forte constitution, d'un tempérament bilieux-sanguin.

Quatorze applications ; 1807. Guérison
parfaite.

XXXIXe OBSERVATION.

Homme de 41 ans, d'un tempérament
sanguin, avec embonpoint, d'une origine
non goutteuse.

Trente applications en quinze jours ;
1807. Guérison parfaite.

XLe OBSERVATION.

Homme âgé de 32 ans, d'un tempérament sanguin, d'une origine non goutteuse.

Quinze applications ; 1808. Guérison parfaite.

XLI⁰ OBSERVATION.

Homme de 31 ans, d'un tempérament sanguin, d'une constitution robuste, avec embonpoint, d'une origine non goutteuse.

Neuf applications; 1808. Guérison parfaite.

XLII⁰ OBSERVATION.

Homme âgé de 57 ans, de petite stature, d'un tempérament sanguin, d'une bonne constitution, d'origine non goutteuse.

Quarante applications; 1807. Guérison parfaite.

XLIII⁰ OBSERVATION.

Femme de 36 ans, d'un tempérament lymphatique, d'une constitution forte, d'une origine non goutteuse, mère de dix enfans.

Le 23 juillet 1808, douleur très-aiguë dans

tout le pied gauche , puis dans le pied droit, puis gonflement et rougeur aux deux pieds.

La douleur gagne les genoux , et ensuite les cuisses, les poignets , les coudes, les épaules. Un médecin applique alternativement des cataplasmes, des sinapismes , et des sangsues jusqu'à *soixante et dix-huit...!*

Les douleurs se portent au cou et à la partie antérieure de la poitrine, avec gêne de la respiration ; enfin un vésicatoire est inutilement employé.

On fait l'application du remède de M. Pradier, le 6 août.

La poitrine se dégage entièrement ; les douleurs articulaires persistent.

Du 6 au 14, ces douleurs présentent des alternatives d'augmentation et de diminution ; mais la malade n'a joui que rarement du sommeil.

Du 15 au 23, douleurs vives aux mains, insomnie , délire.

Les applications sont faites aux bras ; les douleurs articulaires subsistent.

On interrompt les applications, du 20 au 23 ; on les reprend alors, mais sans aucun succès, de quelque manière qu'on les varie.

On y a renoncé tout-à-fait le 3 septembre ; la maladie articulaire susbsistoit encore, quoiqu'elle eût atteint le terme où les rhumatismes articulaires se terminent généralement quand ils sont simples.

(*Extrait fidèle du rapport.*)

C'est ainsi qu'on rend compte d'un des faits les plus intéressans de cette section.

J'en suis fâché pour la médecine scientifique ; mais toutes les fois qu'on m'accuse de ses erreurs, j'ai le droit de me défendre ; toutes les fois qu'on me nie une vérité constante, je ne résiste pas au besoin de me justifier, et je déchire le voile.

Au fait : la malade dont il s'agit étoit dans un état désespéré ; on me fait appeler ; on veut que je fasse l'application de mon remède ; je m'y oppose ; je déclare que les *soixante et dix-huit sangsues* ont mis la malade dans l'état où elle se trouvoit ; que la nature désarmée ne pouvoit plus concourir, avec mon remède, à triompher d'un ennemi dont on avoit assuré la victoire......

On persiste, on me presse; et la voix de l'humanité me décide enfin à hasarder la réputation de mon remède. Bonheur inespéré! la poitrine se dégage; la respiration devient libre; les douleurs se calment, renaissent et se calment de nouveau : elles cèdent enfin, après un mois de traitement; et je rends cette mère chérie à sa nombreuse famille.... Voilà la vérité.

Les douleurs sont-elles revenues, peu ou beaucoup? nullement. Mais que ceux qui en doutent, aillent le demander à la malade elle-même : c'est madame Davril, Vieille rue du Temple, n°. 72.

Je crois maintenant qu'il est fort inutile de réfuter ce qu'il y a d'équivoque et de peu conforme à la vérité dans le résumé qui suit cette troisième série d'observations.

QUATRIÈME SECTION.

Névralgies réputées goutteuses.

XLIV⁰ OBSERVATION.

Névralgie sciatique.

Homme âgé de 5o ans, d'un tempérament sanguin-bilieux, exerçant la médecine.

Six applications; 18o8. Guérison parfaite.

XLV⁰ OBSERVATION.

Névralgie faciale convulsive, ou tic dou-
loureux de la face.

Femme âgée de 5o ans, d'un tempérament lymphatique-sanguin , très-irritable
d'origine goutteuse.

(2o3)

Quinze applications; 1808. Guérison....
équivoque, d'après le rapport...; parfaite,
d'après l'expérience.

XLVIe OBSERVATION.

*Affection hystérique, avec douleurs articu-
laires symptomatiques.*

Fille âgée de 40 ans d'un tempérament
lymphatique très-irritable ; les évacuations
menstruelles très-peu abondantes.

Trois applications ; discontinuation du
remède. Tentative inutile.

Le résumé des observations comprises
dans cette section, ne présente rien de
neuf. On y lit seulement :

« Ainsi, dans cette section, il y a une
» observation qui présente un succès *évi-
» dent*, une qui offre un succès *équivoque*,
» et une qui n'offre *aucun véritable*
» succès.

» Mais on doit observer que les ma-
» ladies qui en sont le sujet, *à part les*
» *présomptions* qui les faisoient attribuer

» à la goutte, n'ont rien de commun
» entre elles, ni dans la nature de leurs
» symptômes, ni dans les circonstances
» qui les ont déterminées. »

Je ne veux pas faire une seule réflexion sur ce résumé, parce que j'en ai encore tant à faire, que je ne saurois plus comment m'y prendre, pour ne pas abonder en répétitions.

Si d'ailleurs cet ouvrage tombe entre les mains d'un connoisseur de bonne foi, il saura bien me deviner.

CINQUIÈME SECTION.

Des maladies non goutteuses, avec
complication de goutte.

XLVIIᵉ OBSERVATION.

HOMME âgé d'environ 60 ans, replet.
Sa maladie est de la nature des fièvres bi-
lieuses, avec affection cérébrale et hoquets
attribués à une complication goutteuse.

Il y a eu deux traitemens : l'un, dans
l'hiver de 1807, l'autre, dans le mois
d'avril 1808. On cessa le premier, malgré
moi, après une quinzaine de jours. Le
2 avril, le malade éprouva tout-à-coup
de l'assoupissement, des douleurs lom-
baires, avec lassitude générale, soif et
fièvre.

L'émétique inutilement employé, tous les syptômes s'exaspérèrent : le délire s'y joignit avec loquacité, inspirations par soupirs, somnolence, peu de connoissance : le hoquet survint.

Dans la nuit du 5 au 6, on m'appelle et je fais l'application de mon remède... Quelques minutes après, le malade parut calme, le hoquet cessa, il eut un sommeil tranquille.

Le 6, le hoquet revint avec les mêmes symptômes graves appartenans à l'affection cérébrale ; mais, passé le 7, tous les accidens se dissipèrent peu à peu, et l'affection cérébrale disparut avec les autres symptômes, en quatre ou cinq jours.

Il resta un mouvement de fièvre, avec les symptômes ordinaires d'une affection bilieuse, et le médecin *jugea* qu'on avoit *obtenu* de mon remède, tout ce qu'on devoit en attendre. Il *continua* le traitement, et la convalescence s'établit parfaitement. (*Extrait fidèle du rapport.*)

Quel triomphe pour l'art de guérir !...

XLVIIIe OBSERVATION.

Homme âgé d'environ 55 ans, d'une constitution robuste, d'un tempérament sanguin, actif, exerçant la médecine.

Fièvre bilieuse avec redoublemens, compliquée de douleurs goutteuses portées sur les intestins. — Guérison parfaite.

XLIXe OBSERVATION.

Femme âgée de 60 ans, mère de famille.

Hépatite.

(Voyez page 155.)

L^e OBSERVATION.

Homme âgé de 73 ans, né d'un père goutteux et mort de la goutte, ayant un frère perclus de goutte, ayant servi dans les armées comme capitaine.

Squirre de l'estomac, avec douleurs goutteuses.

Disparition presque spontanée de tous

les symptômes alarmans ; résurrection de quelques-uns de ces symptômes.... mort. L'ouverture fit reconnoître un squirre ulcéré de l'estomac, s'étendant au pancréas et au tissu cellulaire intermédiaire.

Dans le résumé de cette série d'observations, on dit que deux de ces maladies se sont terminées *heureusement*, et que les deux autres ont eu une issue funeste qui évidemment, dans l'une d'elles, ne pouvoit être différente.

Relisez, s'il vous plaît, la page 155, et jugez.

SIXIÈME SECTION,

Comprenant les observations de gouttes chroniques; avec engorgemens fixes des articulations, réunis à des accès de goutte aiguë, réguliers ou vagues.

~~~~~~~~~~~

LIe OBSERVATION.

HOMME âgé de 68 ans, né de parens non goutteux.

Seize applications; 1807. Guérison parfaite.

LIIe OBSERVATION.

Femme de 45 ans, de petite stature, d'un tempérament sanguin, née de parens non goutteux, mère de cinq enfans.
~~~~~~~~~~~

Cinquante applications; 1808. Guérison parfaite.

LIIIe OBSERVATION.

Homme de 44 ans, d'un tempérament sanguin, né d'une mère attaquée de rhumatisme goutteux, habitant un pays marécageux, ayant servi comme militaire.

Vingt-neuf applications consécutives; 1808. Guérison parfaite.

Cette observation est ainsi terminée:

« Nous *ignorons* de quelle manière s'est passé l'accès de l'automne. » On me permettra d'observer que le fait en valoit cependant bien la peine... Mais, au reste, il n'y a pas eu d'accès; et il étoit si facile de ne pas l'*ignorer* !

LIVe OBSERVATION.

Fille de 21 ans, née de parens sains; d'une bonne constitution, d'un tempérament sanguin, bien réglée.

(Cette observation est assez essentielle pour être transcrite en entier).

« Elle n'avoit point eu de maladie qui
» pût faire prévoir l'état dans lequel elle
» est tombée.

» Le 23 octobre 1808, cette jeune
» fille fut prise d'une douleur dans le
» genou, qui ne se dissipa point et alla en
» augmentant. Des fomentations et plu-
» sieurs autres moyens n'empêchèrent pas
» le mal de croître et d'affecter la cuisse;
» elle fut forcée de s'aliter. »

État dans lequel l'application a été faite.

« Vers le commencement de novembre,
» l'estomac se prit de douleurs et de vomis-
» semens continuels : il rejetoit toute es-
» pèce d'alimens, et gardoit tout au plus
» de l'eau sucrée. Cet état étoit déjà *au*
» *comble*, le 11 novembre; il *ne cessa pas*
» dans le cours de ce mois, et l'on s'aper-
» çut que la jambe à laquelle l'état violent
» de l'estomac *avoit empêché de faire au-*
» *tant d'attention*, s'étoit tellement fléchie
» sur la cuisse, que le talon touchoit pres-
» que aux fesses.

» Le 12 novembre, les choses étoient
» dans cette situation, quand la mère de
» la jeune personne *s'avisa* de recourir à
» M. Pradier.

» L'application fut faite *le jour même* à
» la jambe et au genou. On eut beaucoup
» de peine à l'exécuter, à cause du degré de
» flexion dans lequel le membre étoit fixé.

» *Dès les premières* applications, les
» spasmes de l'estomac se modérèrent ;
» *trois jours après* ils étoient tout-à-fait
» *calmés* ; mais on n'avoit osé donner au-
» cun aliment. Alors, la malade se déter-
» mina à boire un peu de vin de Bor-
» deaux, et osa manger un gâteau. (C'est
» moi qui osai la déterminer à boire et à
» manger, et je savois pourquoi.... Voyez
» page 85.)

» L'un et l'autre passèrent sans diffi-
» culté ; et, depuis, la jeune personne a
» continué de manger, de reprendre des
» forces, et sa santé s'est rétablie sensible-
» ment.

» La jambe et le genou étoient encore
» fléchis ; mais l'angle de la jambe sur la
» cuisse s'étoit un peu ouvert ; le genou
» étoit toujours engorgé. Les applications
» suivantes n'ont amené que de foibles
» améliorations à cet égard. Les efforts
» qu'on faisoit pour étendre la jambe
» étoient douloureux, et n'annonçoient pas,
» dans le genou, un mouvement sensible.
» La malade, pouvant se lever, ne pou-
» voit néanmoins marcher que soutenue
» sur deux béquilles. Un nombre consi-
» dérable d'applications ne fit faire aucun
» progrès à cet état. La malade aban-
» donna le traitement qui paroissoit alors
» être inutile, et se livra, sous la conduite
» de son médecin, aux méthodes ordi-
» naires. »

État ultérieur.

« Les progrès ont depuis été *lents* ;
» mais assez *sensibles.* La malade ne se
» sert plus que *d'une seule béquille*, et
» la pointe du pied de la jambe affectée

» *commence à toucher la terre.* La santé
» est d'ailleurs bonne, et l'estomac fait bien
» ses fonctions. »

Le lecteur attentif a dû remarquer,
dans ce récit, plusieurs choses fort sin-
gulières : une maladie dont on *ignore* la
cause, qui se fixe au genou, détermine des
douleurs d'estomac, des vomissemens continuels, fléchit la jambe sur la cuisse, et va
toujours croissant, en dépit de toutes les
ressources de l'art... La mère de la malade
qui, dans cet état de choses, *s'avise* de recourir à moi... La situation de la jeune personne, *déjà à son comble*, le 11 novembre,
et qui *ne cesse pas dans tout le cours du
mois...* Cependant, l'application se fait, le 12
de ce même mois ; et, *le* 15, tous les *symptômes* alarmans étoient *calmés...* Puis, la
malade qui (*sur mon invitation*) *ose*
boire et manger des alimens qui passent
sans difficulté, lui rendent des forces, et
coopèrent sensiblement au rétablissement
de sa santé... Puis, des applications ulté-

rieures qui ne produisent que de *foibles améliorations*, quand le mal est presqu'entièrement détruit, et finissent par ne faire faire *aucun progrès* à cet état... Puis, la malade qui se promène soutenue sur *deux* béquilles, abandonne un traitement qui *paroît être inutile*, et se livre aux *méthodes ordinaires*, sous la *conduite* de son médecin... Puis, alors, des progrès *lents*, mais *sensibles*... Puis, enfin, grâce au Docteur, la malade n'a plus qu'*une* béquille, la pointe de son pied touche déjà la terre, sa santé est bonne et son estomac fait bien ses fonctions.

O vérité! comme on t'habille!

LVe OBSERVATION.

Jeune homme de 23 ans, d'un tempérament nerveux, maigre, né d'un père goutteux dès l'âge de 18 à 19 ans.

(Encore une observation à transcrire entièrement.)

État antérieur.

« A 16 ans, après quelques excès de
» danse et dans l'exercice des armes, ce
» jeune homme fut pris d'un gonflement
» douloureux et inflammatoire aux en-
» virons des articulations, tant aux mem-
» bres inférieurs que supérieurs. Le gon-
» flement passoit d'une articulation à l'au-
» tre, et toujours plusieurs étoient af-
» fectés à la fois. Il ne fut rétabli qu'au
» bout de six semaines.

» Il jouit d'un an de bonne santé, et ,
» ensuite, eut quelques reprises de dou-
» leurs passagères.

» Le 1ᵉʳ mai 1807, un nouvel accès dé-
» buta par une douleur avec gonflement
» inflammatoire à la base du pouce de la
» main droite. Pareil gonflement s'éta-
» blit en outre aux malléoles des deux
» pieds et aux genoux. L'épaule droite et
» l'articulation de la mâchoire inférieure,
» furent ensuite entreprises. L'index de
» la main droite s'enfla aussi dans l'arti-

» culation de la première phalange avec
» la seconde.

» Le malade fut arrêté au lit pendant
» trois mois, marcha ensuite en boitant,
» et les articulations restèrent enflées et
» douloureuses dans les mouvemens.

» Tous les deux ou trois mois, surtout
» dans les changemens de temps, le gon-
» flement et les douleurs augmentoient,
» et cet accroissement se dissipoit en huit
» à dix jours. »

État dans lequel l'application a été faite.

« Quelques remèdes internes, conseillés
» par un praticien célèbre, et les frictions
» avec le liniment volatil, ont été sans
» effet *sensiblement avantageux*. Le 2
» mai 1808, il se déclare un nouvel accès
» moins douloureux que les précédens.
» Le 7, la maigreur étoit très-grande; le
» bras et l'épaule gauches n'avoient jamais
» été affectés, et étoient libres : le bras et
» la main droite ne se pouvoient porter
» sur la tête, et la supination étoit im-

» possible ; les articulations carpiennes ;
» métacarpiennes, et celles des phalanges
» au pouce et à l'index , étoient gonflées
» et douloureuses ; la flexion des doigts
» gênée ; la rotule droite empâtée et gê-
» née dans ses mouvemens ; les deux ta-
» lons douloureux habituellement ; les
» malléoles gonflées aux deux pieds , ainsi
» que la base du gros orteil ; le mouve-
» ment d'extension du pied impossible :
» ceux d'abduction et d'adduction très-
» gênés. Les douleurs que provoquoient
» tous les mouvemens se ressentoient sur-
» tout aux malléoles.

» L'application fut faite aux deux jam-
» bes, le 7 mai.

» Point d'effet sensible à la première.

» A la seconde, la douleur brûlante de
» la plante des pieds se fait sentir : point
» de rougeur ; diminution de l'enflure des
» malléoles, et cette diminution a conti-
» nué d'avoir lieu aux applications sui-
» vantes. Le 11, les mouvemens du bras

» et de la main droite étoient plus libres,
» et le malade la portoit à la tête; le 13,
» ils étoient presque ramenés à la mesure
» naturelle, à l'exception de la flexion de
» l'index et du pouce. Ces progrès se sont
» assez bien soutenus dans les huit pre-
» mières applications, après lesquelles le
» malade s'est reposé. Le 15, il a pu mar-
» cher avec de légères douleurs aux mal-
» léoles.

» Du 18 mai au 4 juin, et du 8 juin
» au 17, on a repris les applications; elles
» n'ont plus excité à la plante des pieds
» les douleurs qui avoient suivi les pre-
» mières. Le seul sentiment qui les accom-
» pagnoit étoit un sentiment de foiblesse
» dans les jambes. Dans le temps des ap-
» plications et dans les intervalles, il y a
» eu des variations dans les douleurs, et
» des gonflemens qui se dissipoient et re-
» paroissoient en d'autres endroits..., etc.
» Le malade a pu se promener; mais,
» *en somme*, quoique les mouvemens

» eussent acquis plus de liberté , ils *ne*
» *paroissoient pas* l'avoir recouvrée d'une
» manière *durable* et remarquable : l'*on*
» *assuroit* que l'état d'amélioration au-
» quel ce malade étoit parvenu , n'avoit
» *rien* qui n'eût *eu lieu* au *même degré* ,
» dans l'été de 1807. »

Lecteur impartial , dites-moi , je vous prie , quelle opinion ce récit vous a donnée des effets de mon remède sur la maladie , objet de cette observation ?...... Qu'*en somme ses effets ont été nuls*...... Eh bien ! lisez , je vous prie encore , ce que le malade lui-même a fait ajouter à ce rapport.

État ultérieur.

« Ce malade nous est venu voir dix-
» huit mois après son traitement : il s'étoit
» progressivement rétabli ; il marchoit
» très-bien , et n'avoit fait absolument au-
» cun remède depuis celui de M. Pradier. »

A présent , lecteur , jugez !

LVIe OBSERVATION.

Homme de 55 ans, d'un tempérament
sanguin, avec embonpoint graisseux ; ma-
rié à 18 ans : il est incertain si ses pères
ont été goutteux.

(Voici une goutte chronique, occupant presque toutes les articulations, accompagnée de
gonflemens, d'empâtemens conservant l'impression des doigts, d'engorgemens durs
et profonds, et de tumeurs élastiques, et
simplement compliquée de coliques néphré-
tiques avec émission de calculs.)

(*Extrait fidèle du Rapport.*)

Le 15 juillet 1808, mon remède est
appliqué ; il mobilise le principe arthritique ; on le suspend le 27, et le même
jour survient une attaque de colique né-
phrétique, terminée par l'excrétion de
plusieurs petits calculs d'acide urique.

Le malade sort avec peine et revient en
voiture.

Le 1er août, on recommence les pansemens.

(222)

Du 1er au 22, il y a quelques changemens en bien; le malade se soutient et
marche mieux.

Le 24, il rend un petit calcul.

Le 25, il abandonne le traitement.

(*Extrait fidèle du Rapport.*)

On ajoute :

« Le malade n'a retiré de ce traitement
» aucun avantage notable. »

C'est dommage, en effet, que mon remède n'ait pas aussi la propriété de fondre
les calculs dans la vessie et dans les reins !

LVIIe OBSERVATION.

Homme âgé de 50 ans, d'un tempérament sanguin, né d'une mère goutteuse,
attaqué de douleurs articulaires et de nodosités, morte, à 48 ans, d'un accès de
suffocation.

Le sujet de cette observation est une
goutte fixe et chronique, datant de plus
de 26 années, ayant produit à peu près
tous les accidens possibles. Le malade n'a

point été guéri , cela est vrai ; mais il suspendit le traitement beaucoup trop tôt ;
et s'il eût voulu le continuer aussi long-
temps qu'il le fut pour la maladie également
fixe et chronique , mais plus intense encore (Citée à l'Observation 52°), j'ose
assurer qu'il en eût retiré un avantage aussi
complet.

Le résumé des observations comprises
dans cette série ne présente rien de remarquable, et j'y ai suffisamment répondu
dans les réflexions que j'ai faite sur chaque
article de cette section. Passons à la septième.

SEPTIÈME SECTION.

Gouttes fixes, chroniques, avec engorgemens indolens.

LVIIIe OBSERVATION.

FEMME âgée de 50 ans, d'un tempérament beaucoup plus lymphatique que sanguin, ayant perdu ses règles depuis plusieurs années.

Cette observation est seule comprise dans cette section.

La goutte étoit ici compliquée de différentes affections, et surtout d'une tendance non équivoque à une hydropisie quelconque. Mon remède, appliqué plusieurs fois, sans obtenir ses succès ordinaires, je fus d'avis d'en borner les applications au nombre de trente.... On les porta à plus de quatre-vingts. Bientôt après survint une cachexie séreuse, des coliques habituelles ; un dévoiement séreux, un épanchement dans l'abdomen ; et tous ces désordres amenèrent la fin de la malade....

Catastrophe que je n'ai point à me reprocher.

RÉSUMÉ.

Le résumé n'offre qu'une chose intéressante ; c'est le phénomène d'une exsudation cutanée obtenue par mon remède :
« La jambe étant nue, point enflée, sans
» altération dans l'épiderme, sans rougeur,
» on voyoit suinter, à travers les aréoles
» de la peau, des gouttes d'une humeur
» limpide qui, tous les jours, dans les
» temps même où l'on suspendoit les appli-
» cations, humectoit les draps dans une
» grande étendue correspondante aux jam-
» bes. Les linges séchés étoient roides,
» comme si on les eût humectés avec une

» forte dissolution de gomme ou de blanc
» d'œuf. »

Les conséquences tirées de ce phénomène par MM. les rapporteurs, diffèrent
un peu de celles qu'en tire mon bon sens
médical.

HUITIÈME SECTION.

Gouttes fixes, chroniques, avec engorgemens douloureux, sans complication d'accès aigus.

~~~~~~~~~~~~~

LIXe OBSERVATION.

Femme âgée de 32 ans, d'un tempérament sanguin, d'une bonne constitution,
n'ayant jamais eu de maladies notables,
née de parens non goutteux, mariée à
15 ans, ayant eu sept enfans.

La maladie étoit aussi intense, aussi
développée que possible; elle exigea près
de cinquante applications qui, cependant,
ne produisirent pas un rétablissement complet.... (Chose impossible). Mais la ma-
~~~~~~~~~~~~~

lade a pu reprendre quelqu'ouvrage et le soin de son ménage.

« Nous avons vu, disent messieurs les » rapporteurs, cette malade au bout d'un » an, dans cet état, agissant *assez bien*, » marchant, souffrant *peu*, mais *bien loin* » d'avoir obtenu la *guérison* de ses maux. »

Agissant *assez bien*, marchant, souffrant *peu*, mais *bien loin* d'avoir obtenu la *guérison* de ses maux.... N'y a-t-il pas un peu d'incohérence entre ces mots *assez bien*, *peu*, et *bien loin* ? Si ce rapport eût été fait par la malade, j'ai la consolante persuasion qu'elle se seroit exprimée d'une toute autre manière. Elle auroit pu dire : Depuis plus de trois ans, j'étois entre les mains de la médecine, et mes maux augmentoient chaque jour........

M. Pradier seul, a trouvé le moyen d'alléger mes souffrances, etc; et si je peux gagner ma vie, c'est à lui seul que je le dois.

LX.ᵉ OBSERVATION.

Femme âgée de 54 ans, d'un tempérament sanguin, d'une petite stature,
née d'une mère qui n'a jamais eu la goutte,
et d'un père qui a éprouvé trois fois des
douleurs sciatiques.

Lecteur, un peu de patience ; voici encore une des preuves que j'ai promises, et
elle vaut bien la peine d'être transcrite
en entier.

État antérieur.

« S'étant toujours bien portée, ayant
» toujours été bien réglée, elle fut prise
» à 39 ans, sans cause connue, d'un gon-
» flement douloureux, sans rougeur, au-
» tour des phalanges de l'index et du
» pouce de la main gauche.

» Ce gonflement se porta successivement
» aux autres articulations de la même
» main ; à celles de l'autre main, aux ge-
» noux et aux pieds, toujours sans rou-
» geur, et cela dans l'espace d'un mois.
» Les douleurs étoient peu aiguës, et les

» tumeurs, une fois établies, ne se sont
» jamais dissipées entièrement dans aucune
» des articulations : leurs mouvemens sont
» restés gênés et douloureux.

» Les douleurs se sont portées souvent
» aussi à la partie antérieure et supérieure
» de la poitrine, où il est resté une grosse
» nodosité.

» Elles ont atteint aussi les coudes, les
» lombes, et ont produit un empâtement
» assez considérable sur le sacrum.

» Souvent un sentiment de douleur bru-
» lante sembloit descendre le long des
» jambes, et se porter aux plantes des
» pieds et aux talons, qui éprouvoient
» alors une sensation semblable à celle d'un
» fer rouge appliqué sur ces parties.

» Il n'y avoit aucun accès de douleur et
» de rougeur, tel que ceux de la goutte
» vague ; il y avoit seulement des douleurs
» habituelles dans presque toutes les arti-
» culations, et qui augmentoient dans les
» changemens de temps.

» La santé d'ailleurs étoit bonne.

» Les règles ont cessé à 52 ans, et depuis
» lors, les gonflemens arthiritiques ont
» augmenté ; la marche est devenue diffi-
» cile ; les jambes et les pieds se sont
» gonflés dans toute leur étendue, et sont
» restés enveloppés d'une espèce d'œdème.

» Enfin, depuis plus d'un an, cette ma-
» lade ne faisoit que se traîner dans son
» appartement, et montoit ou descendoit
» quelques marches avec la plus grande
» peine. »

État dans lequel l'application a été faite.

« Le 15 juin 1808, les deux jambes,
» depuis le dessus des genoux jusqu'aux
» pieds étoient très - gonflées, recevoient
» et conservoient l'impression des doigts ;
» les pieds étoient tournés en dehors, ainsi
» que les orteils, en sorte que le bord in-
» terne des pieds étoit devenu convexe.

» La base des deux gros orteils étoit
» gonflée, douloureuse et un peu rouge ;

» les orteils, en général, étoient sans no-
» dosités.

» Les mouvemens des pieds sur la jambe,
» et des orteils sur le pied, étoient très-
» bornés et douloureux.

» Les malléoles étoient effacées par
» l'œdème.

» Les rotules étoient mobiles, mais en-
» vironnées d'un gonflement élastique non
» douloureux; les poignets étoient en-
» tourés d'un empâtement habituel; la
» plupart des articulations étoient noueu-
» ses; l'index de la main gauche étoit le
» seul doigt qui pût s'étendre, encore in-
» complétement.

» Sur le sacrum, à droite, il y avoit
» une tumeur aplatie, dure, large de deux
» à trois pouces, qui ne paroissoit ni os-
» seuse, ni douloureuse.

» *Le remède fut appliqué, le 15 juin,*
» *aux deux jambes.*

» *Du 15 juin au 3 juillet.* Dans l'es-
» pace des premières 24 à 36 heures, il

» excita des douleurs arthritiques dans les
» pieds, surtout à leur bord interne ; les
» jambes se sont fort désenflées : ces ef-
» fets se sont soutenus jusqu'au 30 juin,
» où les douleurs des pieds et la rougeur
» des orteils étoient enfin dissipés.

» Les applications avoient été suspen-
» dues le 27. Quatre fois, on les avoit
» prolongées pendant 48 heures.

» Les autres articulations souffroient
» toujours comme avant le traitement ;
» cependant, au commencement de juil-
» let, les doigts étoient plus libres.

» Les applications ont été reprises le
» 3 juillet.

» *Du 3 juillet au 1ᵉʳ août.* Les appli-
» cations ont été faites d'abord à nu ; puis
» entre deux linges, à cause des fortes
» démangeaisons ; et ont été suspendues,
» le 22. Pendant ce temps, les douleurs
» se sont soutenues au cou, au sternum,
» aux épaules, aux coudes, aux poignets ;
» et le gonflement œdémateux des jam-

» bes, précédemment dissipé, s'est repro-
» duit. La tumeur du sacrum a sensible-
» ment diminué.

» La malade, marchant dans sa cham-
» bre, n'éprouvoit plus de douleur dans
» les pieds; mais sentoit de la foiblesse et
» de la douleur aux genoux.

» *Du 1er août au 2 septembre*. On a
» suspendu les applications, du 13 au 18,
» et du 26 août au 2 septembre.

» Après quelques douleurs brûlantes
» aux talons, l'œdème s'est encore dissipé;
» quelques douleurs sont restées, surtout
» au cou et au poignet gauche : la malade
» marchoit facilement dans sa chambre;
» l'œdème des jambes n'existoit plus, et l'em-
» pâtement des pieds étoit fort diminué.

» *Du 2 septembre au 22 ou 23*. On a
» appliqué le remède aux genoux et à la
» main gauche. On a suspendu les ap-
» plications le 10 : on les a reprises le 16.
» La malade a ressenti une douleur brû-
» lante à la paume de la main; les doigts

» sont devenus très-sensibles. Cette sensi-
» bilité a été suivie de fortes démangeai-
» sons ; l'enflure du poignet a diminué ,
» la même chose est arrivée pour le gon-
» flement des genoux , et il y a eu dou-
» leur au genou gauche.

» La malade a été se promener , l'a fait
» sans souffrance , mais avec un sentiment
» de foiblesse et une prompte fatigue.

» Après plus de cinquante applications,
» le traitement a été terminé : la malade
» a quitté Paris ; les mouvemens étoient
» beaucoup plus libres qu'avant le traite-
» ment ; la tumeur du sacrum étoit dimi-
» nuée ; mais les doigts n'avoient pas sen-
» siblement changé d'état. »

Lecteur impartial , comment trouvez-
vous cette observation ? La vérité sans
doute y est peinte avec des couleurs bien
foibles ; mais, en la supposant même fidè-
lement exprimée , ne dément-elle pas certain passage du rapport, au sujet des gouttes
fixes, chroniques ? Or , jugez du reste.

LXIe OBSERVATION.

Homme de 47 ans, d'une constitution forte en apparence, d'un tempérament sanguin, issu d'un père goutteux, vivant sobrement et sans aucun excès.

Quarante-neuf applications; 1808. Guérison imparfaite. Pourquoi? (V. pag. 183.)

LXIIe OBSERVATION.

Femme âgée de quarante ans, d'un tempérament bilieux-sanguin, d'un caractère extrêmement vif, née de parens non goutteux, bien réglée.

Vingt-six applications; 1808. Guérison imparfaite. Pourquoi? (Voyez encore page 183.)

LXIIIe OBSERVATION.

Femme de 60 ans, d'un tempérament lymphatique-sanguin, née de parens non goutteux, mère de douze enfans, bien portante jusqu'à 56 ans, les règles ayant cessé à 48 ans, sans accident.

Vingt-une applications ; 1808. Traitement nul.

La raison est dans le rapport même :

« La malade n'a consenti qu'un seul » jour à garder le lit, et ce jour elle a » moins souffert. »

Le résumé de cette huitième section n'offre rien d'important. On lit seulement à la suite, « qu'une neuvième section seroit celle des maladies consécutives de la goutte, et qu'elles se rapportent aux maladies organiques et aux cachexies ; que les premières sont incurables, et les secondes rarement exemptes de vices organiques sur lesquels on a quelquefois peu d'indices certains. »

A cette seconde espèce, dit-on, « pourroient se rapporter les observations 17 et 58... (ainsi que plusieurs autres). On pourroit rapporter à la première l'observation 50 ; et l'on pourroit ajouter que plusieurs des gouttes fixes doivent être considérées elles-mêmes comme des maladies consécutives de gouttes aiguës ; car, pour les gouttes primitives , elles sont ici caractérisées dans les observations 58 , 59, 60, 62 , 63 , etc. etc. etc. »

Je ne sais si mon bon sens médical me trompe , mais il me semble que toutes les maladies qui ont pour cause le principe arthritique , sont consécutives de la goutte ; et , dans ce cas, cette neuvième section eût été la récapitulation de toutes les autres. Dans ce cas encore, la goutte attaquée à temps dans ses premiers accès , n'aura plus à sa suite ces maladies consécutives qu'on nomme de tant de manières, et qui , en effet , se montrent sous tant de formes... Conséquence aussi heureuse que naturelle, et qui sera le fruit de ma découverte.

Il a été fait encore d'autres épreuves de mon remède sur des personnes non goutteuses ; mais citerai-je ces épreuves ? à quoi bon ?

« La première a été faite sur un jeune

» homme de dix-sept ans qui , depuis
» quatre mois , avoit une *fièvre quarte*
» qu'on avoit traitée *sans succès* par les
» *fébrifuges* indigènes et par le *quinquina*.

» Cette *fièvre quarte* qui tourmentoit le
» malade , a *diminué de violence* à la se-
» conde application , et *n'a plus reparu*
» *depuis*. »

Mais on dit qu'on n'a pas de *raisons*
d'attacher de l'*importance* à ce fait , ni de
le croire *lié aux applications* faites à ce
jeune homme.

La seconde épreuve fut faite sur une
fille de dix-neuf ans qui avoit une blennorrhée depuis six mois , et que mon remède n'a point guérie.

La troisième et la quatrième furent
faites sur deux jeunes gens qui se portoient
très-bien , que les applications ont fait
souffrir , et qui ne s'en sont pas plus mal
portés.

Tels sont les résultats de ces quatre
épreuves ; et puisqu'on prétend que mon

remède n'a pas guéri de la *fièvre quarte*, et n'a rien fait sur la blennorrhée, je ne vois pas ce qu'on pouvoit en attendre sur les deux autres.

C'est ainsi qu'on a fait au Gouvernement un rapport sur les effets de mon remède…. Rapport qu'on n'a fait imprimer en entier qu'à un très-petit nombre d'exemplaires.

« Nous avons pensé, disent MM. les » rapporteurs dans l'avertissement, qu'il y » auroit à craindre, si ce rapport parois- » soit imprimé d'autre part, que son texte » et les observations qui lui servent de » preuves, ne se trouvassent associés avec » des faits dont l'authenticité ne pourroit » être avouée par des commissaires, et » pussent servir de prétexte à des pré- » tentions portées au-delà des limites dans » lesquelles ils ont cru devoir restreindre » l'idée qu'on peut se former de son uti- » lité. »

Ici, je n'ai besoin que d'un peu de sens commun pour concevoir que je suis l'objet de cette observation. Qui peut porter *ses prétentions au-delà des limites ?* Moi seul, comme auteur et propriétaire de mon remède........ Mais qu'on se rassure : mon unique prétention est de prouver l'utilité de ma découverte, et les faits que je donne pour preuves n'ont pas besoin d'être avoués par des commissaires pour être parfaitement authentiques.

Les aveux d'une commission aussi impartiale qu'éclairée sont sans doute d'un grand poids dans ce genre de preuves; mais n'est-ce rien que le témoignage d'une foule de personnes de tout rang, de tout sexe et de tout âge, qui toutes ensemble attestent comme véritables mille guérisons dont aucun commissaire ne peut avouer l'authenticité?

J'ai moi-même *restreint* l'idée que je me suis formée de l'utilité de mon remède. Plus j'ai l'occasion de m'en servir, plus ses succès se multiplient; et, chaque jour, j'ai lieu d'observer son influence sur une foule de maladies qui, quoiqu'associées à la goutte par complication, sont considérées comme absolument distinctes de cette affection, et néanmoins ont, selon moi, une analogie plus ou moins grande avec elle, par la similitude de leur principe.

Cette influence est telle que, s'il ne m'est pas donné de l'apprécier bien exactement, et de l'étendre autant qu'elle peut l'être, j'ai la conviction intime qu'un jour, et bientôt peut-être, de plus savans que moi en tireront des avantages aussi précieux pour l'humanité, qu'honorables pour eux-mêmes.

Toutefois, quelque flatteuse que soit cette idée, je sais la *restreindre* dans les bornes de mes moyens; je sais l'allier à la prudence qui doit toujours me diriger; et mes prétentions ne dépassent pas la ligne de mes devoirs.

Il me reste à examiner le *Supplément* que messieurs les rapporteurs ont ajouté à

leurs observations, depuis la première impression de leur rapport.

SUPPLÉMENT.

De nouvelles observations se sont pré-
sentées à messieurs les rapporteurs : « elles
confirment ce que nous avons dit sur les
circonstances dans lesquelles doit réussir la
méthode de traitement à laquelle appartient le remède de M. Pradier. »

Elles confirment....... Nous allons voir
comment. Mais quelle est donc la méthode
de traitement à laquelle appartient mon
remède ? En vérité, je l'ignore. Mon remède s'applique tout bonnement sur les
jambes du malade, autant de fois que
l'exige le degré d'intensité auquel la maladie est parvenue, jusqu'à ce qu'enfin le
principe soit dompté, attiré, extrait ; et
par-delà même encore, pour mieux s'assurer de la victoire. Le malade boit et
mange, quand il en sent le besoin ; ce ne
sont ni des tisanes, ni des syrops, ni des

apozèmes, ni des potions, qu'il boit; c'est du bon vin.

Voilà ma méthode de traitement, et l'expérience m'en a prouvé la bonté........ Cette méthode, je crois, n'est pas très-ordinairement indiquée par les gens de l'art; et la raison sans doute, c'est qu'ils n'ont pas un remède aussi actif que le mien.

Voyons maintenant comment ces nouvelles observations confirment les anciennes.

On n'en relate que deux..... « Les autres, n'ajouteroient rien à ce qu'on a déjà dit : elles ne feroient qu'augmenter la somme des faits analysés à la suite du rapport, et ne rendroient la preuve ni plus forte, ni plus complète. »

Pour en revenir donc à ces deux observations qui, dit-on, peuvent donner naissance à de nouvelles idées et à une instruction plus complète, la première nous présente une femme de 64 ans, qui,

depuis sa 18e année , fut atteinte d'une
foule d'affections dans lesquelles *rien ne
caractérise proprement une maladie goutteuse*, et contre lesquelles seize applications de mon remède ont été sans effet ; et
l'on ajoute : *L'observation que nous venons
de citer n'autorise pas à présumer avanta-
geusement de l'emploi du remède de M. Pradier dans pareil cas......* Ces trois derniers
mots arrivent fort à propos.

» La deuxième observation est due à
» M. Giret Dupré, médecin de Rouen :
» elle a paru digne d'une attention spé-
» ciale, à cause des conséquences funestes
» qu'à paru occasionner la confiance aveu-
» gle inspirée au malade par un succès
» passager ; elle doit intéresser aussi par la
» série de phénomènes auxquels s'est atta-
» chée l'issue malheureuse survenue au
» milieu de cette imprudente sécurité. »

Nous allons donc transcrire entièrement
cette observation.

« Homme âgé de 59 ans, d'un tempé-

» rament sanguin , replet , d'un caractère
» gai , né Anglais. »

État antérieur.

« Depuis trente ans, M. W. étoit atta-
» qué d'une goutte chronique avec accès
» réguliers de goutte aiguë.

» Le paroxysme aigu se manifestoit
» toutes les six semaines ou tous les deux
» mois. Il duroit alors de huit à dix jours.

» Quelquefois l'accès étoit retardé , et
» alors le malade éprouvoit un malaise ,
» de la tristesse. Le retour de la goutte le
» délivroit de ces maux.

» L'appétit, la gaîté , les signes de santé
» parfaite reparoissoient alors ; il montoit
» à cheval : c'étoit-là son seul exercice.

» Les articulations des genoux , des
» pieds , étoient dans un état voisin de
» l'ankylose.

» Il y a trois ans , le malade éprouva
» vers l'estomac et les intestins , de vio-
» lentes douleurs , avec dévoiement et
» vomissement de matières verdâtres.

» Les sinapismes appliqués aux pieds
» rappelèrent la goutte sur les articulations.

» Les délayans et les toniques firent
» cesser les symptômes qui affectoient les
» entrailles. »

État dans lequel l'application fut faite.

« Deux ans après, les mêmes accidens
» se renouvelèrent et durèrent trois mois.
» Le traitement fut à peu près le même :
» alors le malade voulut se transporter à
» à Paris, et se soumettre au traitement de
» M. Pradier. Il supprima pour lors un
» cautère qu'il portoit avant son voyage.

» M. Pradier fit ses applications ; on
» les suspendit au bout de dix-huit, à
» cause de la foiblesse qu'elles occasion-
» noient ; cette foiblesse passée, on les
» reprit, et on en porta le nombre jusqu'à
» vingt-neuf ou trente.

» Le malade fut alors regardé comme
» guéri. Il revint en effet à Rouen très-
» soulagé ; les articulations étoient plus

» souples , les mouvemens plus faciles ;
» mais le malade étoit maigri, affoibli. »

État ultérieur.

« La physionomie du malade reprit
» cette hilarité qui lui étoit habituelle ,
» qu'il recouvroit jadis à l'issue de ses ac-
» cès, et qu'il conservoit dans tout leur
» intervalle. Il restoit cependant un peu
» d'engorgement aux poignets.

» Pendant la belle saison, le malade
» monta à cheval ; son état s'améliora ,
» mais sa foiblesse subsistoit.

» Du mois d'août au mois de décem-
» bre, il y eut quelques attaques légères,
» mais après lesquelles la santé ne se ré-
» tablit pas entièrement ; et déjà la fa-
» mille du malade s'inquiétoit de son état.

» Au commencement de décembre, le
» malade fut pris d'un rhume auquel on
» fit peu d'attention. A la suite de ce
» rhume, il survint des douleurs articu-
» laires aux genoux, et bientôt des vo-

» missémens, de la diarrhée, des dou-
» leurs d'estomac.

» La langue étoit chargée, la bouche
» amère, et le malade, selon son usage
» dans ce cas, prit l'ipécacuanha dont il
» fut soulagé, mais non totalement. Il but
» abondamment de la bière dont il usoit
» habituellement.

» Les genoux devinrent douloureux et
» se tuméfièrent un peu; il se trouva
» mieux, cessa tout remède. Les vomis-
» semens étoient moins fréquens, et les
» alimens se digéroient.

» Le 15 décembre, les vomissemens re-
» vinrent tout-à-fait. Le malade refusa les
» secours des remèdes ordinaires; et, se
» figurant avoir deviné la composition du
» remède employé par M. Pradier, il fit
« un mélange d'eau-de-vie et de jaune
» d'œuf, et l'employa sur un cataplasme
» de graine de lin.

» A la levée du premier appareil, on
» observa une exsudation séreuse qui, au

» contact de l'air, se changea, dit M. Giret-
» Dupré, en une matière de forme créta-
» cée, que M. W. prit pour une preuve
» de la justesse de sa conjoncture. Cette
» exsudation ne continua pas, l'état du
» malade ne prit aucune amélioration. Il
» vomissoit tout, et les matières vomies
» étoient grisâtres et extrêmement féti-
» des. Le pouls foiblissoit, les traits s'af-
» faissoient, la peau des parties latérales
» du cou se flétrissoit et prenoit une teinte
» jaunâtre.

» Dans cet état, le malade refusa les
» remèdes toniques dont il faisoit ordi-
» nairement usage. Il préféra le café dont
» il garda en effet quelques cuillerées.

» Les sinapismes et les vésicatoires fu-
» rent alors tardivement et inutilement
» employés. Cependant le poignet gauche
» devint un peu douloureux et se tuméfia
» légèrement.

» Le 25 décembre, le pouls étoit à
» peine sensible, les extrémités froides,

» et cependant la respiration libre , la
» connoissance entière , les facultés intel-
» lectuelles sans altération. Les urines
» étoient rares , difficiles , noirâtres.

» Le 26, il expira après une foiblesse.

» On n'a pas fait l'ouverture du corps.

» Cette fin eut lieu six mois et quelques
» jours après la terminaison du traitement
» de M. Pradier, depuis lequel les forces
» ne s'étoient jamais rétablies. »

Suivent sept pages de réflexions.

J'en citerai seulement les passages les
plus essentiels.

« 1°. *On voit* que le traitement *heureux*
» d'un *accès aigu* de goutte *ne suffit pas*
» pour donner *toujours l'espoir* d'en voir
» *éloigner* ou *affoiblir* les retours ; ce qui
» arrive *souvent*, surtout dans les gouttes
» sujettes à se porter sur les organes in-
» ternes. Alors il est *évident* qu'on doit se
» tenir sur *ses gardes*, et songer à des
» *moyens* dont *l'action plus soutenue* et

» *plus profonde* puisse avoir un effet *moins*
» *passager*, et *rassurer* sur *les suites.* »

Tout ce que je *vois* dans cette réflexion,
c'est qu'elle est une dénégation nouvelle
des succès de mon remède.

Un traitement *heureux* d'un accès aigu
de goutte, est le fruit du hasard, d'un
concours fortuit de certaines circonstances; et quand je me charge d'un de ces
traitemens, je ne compte ni sur le hasard,
ni sur certaines circonstances : j'agis avec
cette assurance entière que donne une
longue suite de faits constans; assurance
qui manque à beaucoup de médecins.

L'espoir d'en voir *éloigner* ou *affoiblir*
les *retours*... Ainsi donc, tout ce que mon
remède peut faire, c'est d'*éloigner* ou d'*affoiblir* les accès de goutte aiguë, ce qui
encore n'arrive pas *souvent !*

Heureusement que mes lecteurs sont au
fait de ces sortes de périphrases.

On doit se tenir sur ses gardes... ceci
est un avis aux gouteux... *Songer à des*

moyens dont l'action plus soutenue et plus profonde puisse avoir un effet moins passager, et rassurer sur les suites; cela est vraisemblament pour messieurs les Docteurs; mais où prendront-ils ces moyens? Que je suis sot! Ils les inventeront.

La seconde réflexion roule sur la foiblesse qui résulte de l'emploi plus ou moins continué de mon remède; foiblesse dangereuse, dit-on, quand elle n'est pas promptement dissipée... Et c'est précisément pour éviter ce danger que la médecine du bon sens m'a conseillé d'administrer à mes malades, du bon vin et une nourriture progressivement succulente.

La troisième réflexion, un peu tardive peut-être, amène l'idée d'une affection organique de l'estomac, caractérisée par divers symptômes et qui a fait regretter qu'on n'eût pas ouvert le cadavre. Je partage bien sincèrement ce regret, parce que je m'avise de croire que, la vérité trouvée, on n'eût point accusé mon remède de n'avoir pas détruit un squirre formé dans l'estomac.

Le quatrième réflexion me paroît trop futile pour m'y arrêter; et la cinquième enfin tend à démontrer que « la matière » blanchâtre qu'on recueille à la surface » de la peau et des cataplasmes, n'a rien » de commun avec ce qu'on appelle im- » proprement la craie des affections gout- » teuses. » Ce seroit en *imposer*, dit-on, que de vouloir prouver, par la présence plus ou moins abondante de cette matière, qu'on a enlevé la *cause* de la goutte, et qu'elle a été *par là radicalement guérie*.

Je répondrai à cette sévère réflexion, dans un autre ouvrage que celui-ci.

Comme je n'émets mon opinion qu'après l'avoir assise sur des faits incontestables, je ne me permettrai point d'opposer *hypothèse à hypothèse*, et j'attendrai que le flambeau de l'expérience et l'œil de l'observation m'aient découvert la vérité. Alors j'expliquerai si le principe arthritique,

qui est à présent le sujet particulier de mes
recherches, a quelque analogie avec cette
matière blanchâtre, et quels sont précisément les effets de mon remède sur lui.
Tout ce que j'en sais à présent, c'est que
mon remède l'ébranle, l'attire, le subdivise, et le pompe au travers des exutoires
cutanés ; mais quel est ce principe, et
comment mon remède en triomphe-t-il ?
voilà ce que mon bon sens médical ne fait
encore que soupçonner, et qu'un jour il
espère pouvoir dire, sans en *imposer*.

Tel n'étoit pas au reste l'objet spécial
du rapport demandé par le Gouvernement.
Le Gouvernement vouloit savoir simplement si mon remède guérissoit ou non de
la goutte ; et, au lieu de lui faire des dissertations hypothétiques, je pense qu'il
n'auroit pas été fâché qu'on accumulât un
plus grand nombre de faits exposés avec
justesse et bonne foi ; je pense qu'il eût
été plus utile de lui citer plusieurs faits
intéressans, mis dans l'oubli, et parfaite-

tement dans le genre des preuves deman-
dées, que de l'entretenir de maladies organiques, étrangères à la goutte, et contre
lesquelles mon remède est comme ceux de
l'art, dans une impuissance à peu près
absolue.

Pourquoi, par exemple, n'a-t-il pas été
question de madame Paterson, rue Notre-
Dame-des-Victoires, n°. 16? Le fait en
valoit la peine : depuis cinq ans, les gens
de l'art la traitoient d'un ulcère à la matrice, après lui avoir supposé plusieurs
autres maladies ; mais tous les remèdes ne
faisoient qu'aggraver le mal, et la malade
marchoit si rapidement à sa perte, que
j'osai me charger de sa guérison, parce
que j'étois sûr que la goutte étoit la seule
cause de son état.... En effet, la maladie
n'étoit autre chose que la goutte qui s'é-
toit fixée sur le col de la matrice..... En
sept jours, elle fut radicalement guérie..... de l'ulcère, et parfaitement de sa
goutte.

Pourquoi garder le silence sur M. Du-cray-de-Villeneuve, secrétaire-général des droits réunis ? n'étoit-il pas dans l'état le plus désespéré possible quand son médecin convoqua une consultation , et qu'un des plus célèbres docteurs appelés , dit : *Nous n'avons pas un instant à perdre ; il faut appeler M. Pradier.....* J'accourus : je fis l'application de mon remède ; et, cinq heures après le malade étoit sauvé.

Pourquoi n'a-t-on pas dit un mot de Mme de Montlevrier, de Rouen ? Depuis 18 mois, elle étoit percluse de tous ses membres, par suite d'un *rhumatisme arti-culaire* fortement prononcé.

Les gens de l'art , assemblés en consul-tation, proclamèrent l'inutilité de mon remède..... Néanmoins, je l'appliquai , et en 14 jours le malade fut radicalement guérie.

Pourquoi ne rien dire de M. Bauve, secrétaire de M. le préfet de police ?

Depuis trois mois , un rhumatisme

goutteux s'étoit concentré sur tous ses viscères; les gens de l'art avoient épuisé toutes leurs ressources; il étoit dans un état
désespéré.

On parle de moi assez ordinairement en
pareil cas; on en parla: *Le remède de
M. Pradier*, dit un célèbre Docteur, *ne
feroit pas de mal, s'il ne faisoit pas de bien;
mais le bien qu'on peut en attendre, est
dénué de tout fondement.*

Toutefois, je fus appelé: Quand je vis
le malade, je promis de le guérir........
*En combien de temps, me demanda le
docteur C**** qui étoit présent l.....* En
quinze jours, lui répondis-je..... Oh! pre-
nez un mois, me dit-il avec un sourire
moqueur..... Mon amour-propre me per-
mit à peine de consulter mon bon sens
médical; mais aussitôt, m'adressant au
malade: *Vous serez guéri dans huit jours...*
Le septième, la cure étoit complète.

Pourquoi ne rien dire enfin?... Mais les
pourquoi nous mèneroient trop loin, et

l'on pourroit imaginer que je les multiplie avec intention.

Quelques citations pareilles eussent cependant été plus concluantes que les dissertations scientifiques avec lesquelles on les a remplacées ; mais ces dissertations ont assez d'intérêt pour plaire au plus grand nombre des savans pour qui elles ont été faites, et je suis peut-être injuste de leur reprocher la place qu'elles occupent. Je rends un sincère hommage aux talens de messieurs les rapporteurs, et particulièrement de M. Hallé que plusieurs circonstances m'ont mis à même d'apprécier davantage; mais j'ai cru devoir éclaircir tout ce qui, dans leur rapport, me paroissoit peu conforme à la vérité des faits; et, si j'ai rempli cette tâche pénible avec une franchise quelquefois trop prononcée, je les prie de considérer que j'ai défendu ma cause en officier de cavalerie.

Quant à mes lecteurs, ils voudront bien excuser mon style, en faveur de ce pre-

mier essai ; et , dussent-ils être las de lire
mes observations , je veux encore leur en
citer une que je regarde comme extrême-
-ment intéressante.

Il s'agit d'une jeune fille , âgée de
13 ans (1).

Après avoir parcouru les cuisses, les
reins et les épaules de cette enfant, le principe arthritique se porta sur l'estomac, et
paralysa les fonctions de ce viscère, au point
que, depuis plus de trois mois, aucune
nourriture , aucune boisson ne pouvoit
passer. L'humeur goutteuse concentrée
avoit en outre, formé, sous le sein gauche,
une tumeur telle, que les gens de l'art la con-
sidéroient comme un défaut de construction. Enfin, cette jeune enfant, desséchée
par une aussi longue privation d'alimens,
abandonnée par les plus célèbres médecins
de la capitale, ne tenoit plus à la vie que

____

(1) C'est la nièce de M. Armand des Français.

par le sentiment de ses douleurs ; et sa
famille en larmes avoit perdu toute espérance.

C'est dans cet état, qu'à quatre heures
du soir, je fis la première application de
mon remède.

A quatre heures et demie, la malade
éprouva du soulagement ; à huit heures,
elle mangea ; et, à quatre heures du matin,
la goutte avoit été si fortement attirée sur
les pieds, qu'on fut obligé de lever les
appareils.

Le même jour, l'estomac fut entièrement
dégagé, et *le défaut de construction* disparut.

Je fis encore deux applications, de vingt-
quatre heures chacune ; mais la foiblesse et
la maigreur de la malade ne me permirent
pas de les continuer.

Elle a depuis recouvré ses forces et son
embonpoint naturel ; elle a repris une attaque de goutte à la main ; et, au moment
même où j'écris, elle en est encore tour-

mentée; mais je la guérirai, quand ses parens le voudront.

La seule réflexion que je ferai sur ce fait authentique : c'est la promptitude étonnante avec laquelle mon remède a opéré la révulsion d'un principe aussi opiniâtre, aussi rebelle à toutes les ressources de l'art, et depuis si long-temps fixé sur un viscère.

Je ne cache pas que j'aurois eu bien du plaisir à trouver dans le rapport, des observations de ce genre. Je pense que le Gouvernement les eût considérées comme des preuves frappantes, non-seulement de l'utilité de mon remède, mais encore de son étrange activité.

Quel étoit, en effet, le vœu positif du Government! C'étoit de faire constater, par tous les moyens possibles, la propriété d'un remède dont les effets étoient d'une si grande importance.

Or, dans l'hypothèse démontrée, que le rapport de la commission ne fut point parfaitement conforme à la vérité, soit

parce que messieurs les rapporteurs n'ont pas
eu le loisir de suivre attentivement les observations qu'ils ont faites, soit qu'ils ont
émis leur opinion, avant que le temps leur
eût prouvé l'influence et les résultats de
mon remède, long-temps même après le
traitement, il étoit de mon devoir de mettre
la vérité dans tout son jour, et c'est ce que
j'ai fait.

Il résulte de ces éclaircissemens, étayés
de preuves incontestables,

1°. Que mon remède a une action prompte
et certaine sur les gouttes aiguës, vagues,
régulières ou périodiques, articulaires;

2°. Que son action, quoique plus ou
moins prompte, est aussi certaine sur la
même espèce de goutte portée sur d'autres
parties que les articulations des extrémités;

3°. Que son action est également constante, à la quantité près d'applications né-
cessaires, contre les rhumatismes articulaires réputés goutteux ou non goutteux;

4°. Qu'il triomphe avec une facilité relative, mais sûrement, des névralgies réputées goutteuses;

5°. Qu'il débarrasse les maladies non goutteuses, de la goutte qui les complique, facilite ainsi leur traitement, et souvent les détruit elles-mêmes;

6°. Qu'il guérit quelquefois les gouttes chroniques, avec engorgemens fixes des articulations, le plus souvent en calme les douleurs, et les délivre toujours des accès réunis de goutte aiguë, régulière ou vague;

7°. Qu'il a les mêmes avantages sur la goutte fixe, chronique, avec des engorgemens indolens; mais que ces avantages s'obtiennent avec plus de lenteur;

8°. Que ses succès sont rares autant que difficiles contre les gouttes fixes, chroniques, avec engorgemens douloureux, sans complication d'accès aigus, et que cependant il en diminue notablement les douleurs, quand il ne les détruit pas tout-à-fait;

9°. Que son effet est nul contre les vieilles

concrétions arthritiques qui se sont sou-
dées avec les faces articulaires, ainsi que
contre toutes les maladies organiques.

Il en résulte enfin que mon remède a la
puissance de mobiliser, d'atténuer, d'attirer à lui, de subdiviser le principe goutt-
teux et de le pomper, d'en forcer l'expulsion au travers des excrétoires cutanés,
qu'il dispose à s'entr'ouvrir, sans causer la
moindre rougeur, la moindre altération de
la peau; et que, si ces fortes exsudations
amènent la foiblesse, l'excitation générale
qu'il produit, ranime les voies digestives et
facilite ainsi le renouvellement des forces.

En conséquence, la propriété de mon
remède ne sauroit être déniée; elle est
et demeure constante, d'après une foule
plus que suffisante de faits irrévocables,
qui tous prouvent qu'il est le spécifique
de la goutte, et font présumer qu'il sera
bientôt une arme victorieuse de l'art de
guérir contre un grand nombre d'autres
maladies.

Je donne, à mon remède, le titre de SPÉCIFIQUE, quoique en effet, il ne triomphe pas de toutes les gouttes que je viens de désigner ; mais les plus rebelles étant consécutives de celles qu'il dompte avec tant de certitude et de facilité, il s'ensuit qu'il est vraiment le spécifique de ces maladies, puisque le tronc ni les branches ne sauroient exister , dès l'instant que la racine est extirpée....... *Causâ sublatâ , tolluntur effectus.*

FIN.